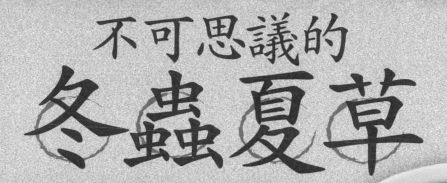

不可思議的冬蟲夏草

全面解析蛹蟲草的傳奇與療效

你在吃冬蟲夏草強身健體嗎？
你想吃冬蟲夏草改善宿疾嗎？
為了健康，
先翻開本書看看冬蟲夏草的種種不可思議，
為自己做出最好的選擇！

王全成◎著

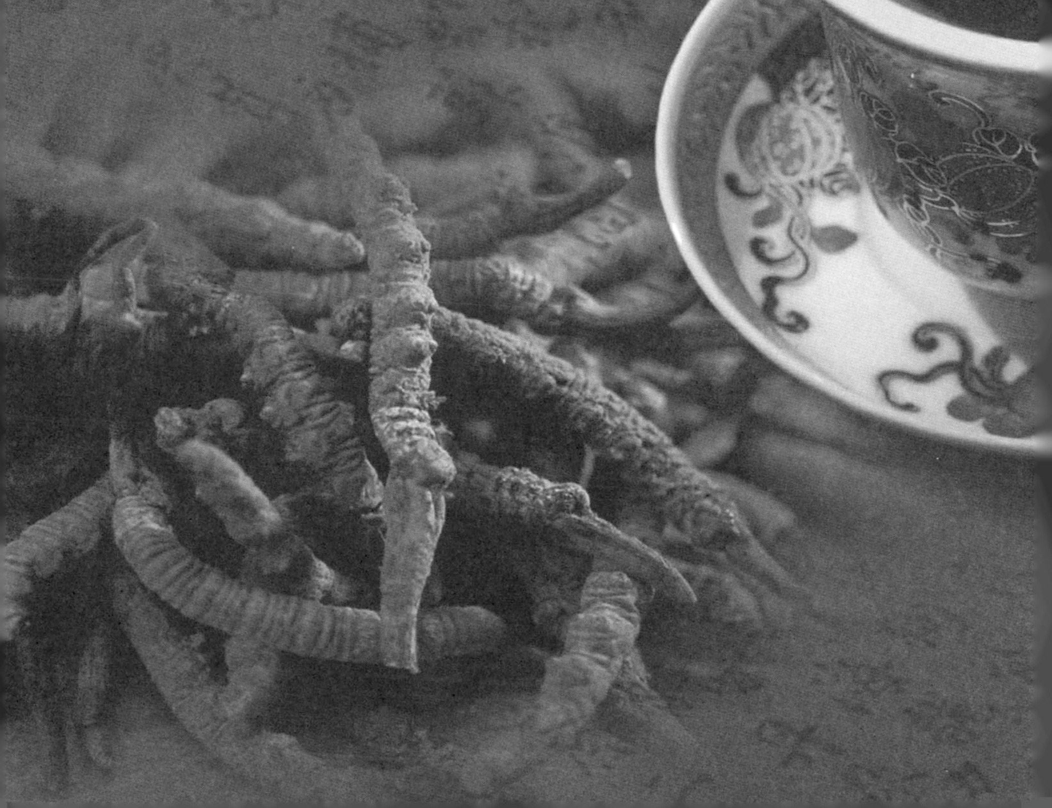

【推薦序】

重新來認知冬蟲夏草

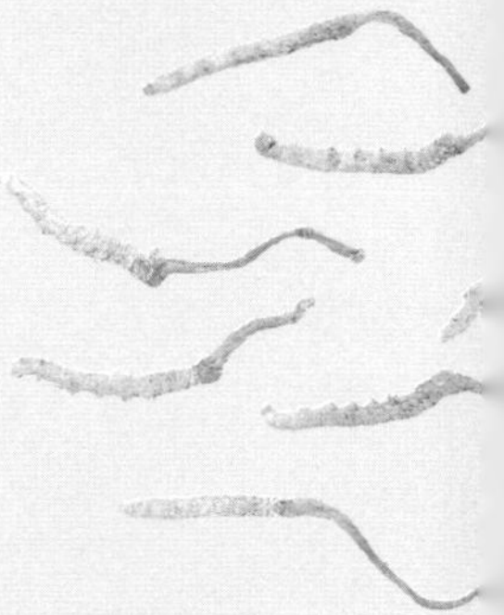

冬蟲夏草在中國古代醫藥書籍的記載歷史雖然不如靈芝、茯苓等藥用眞菌來得久遠，但其知名度卻在近代中國大陸奧運選手食用冬蟲夏草可以增加血液中之含氧能力而表現出金牌的傲人成績而馳名國際。

然而冬蟲夏草的盛名卻造成市場上多樣性產品的眞僞與混亂，特別是使用菌種的眞實性、原料來源的可靠性與培養方法的正確性，都無法提出合理的科學的證據。幾年前立法委員質詢財團法人食品工業發展研究所菌種中心出售之冬蟲夏草菌種正確性，而掀起媒體追逐的風波，即是一個顯明的例子，不過這只是冰山一角的事件，整個市場產品仍處於一個是否爲眞實的冬蟲夏草的疑慮。

基本上，冬蟲夏草雖然經過中國大陸專家學者不斷地努力嘗試以人工栽培方式來培養子實體，卻仍未能成功。而以冬蟲夏草之名銷售的產品，皆應是利用菌種以液態發酵培養生產菌絲體或者食材固態發酵培養方式作爲產品原料，唯是否爲正確的菌種，仍是個不解的謎。

近年來的蛹蟲草以「北冬蟲夏草」之名，誤導了消費者的判斷力，令市場上冬蟲夏草產品的眞假更加難以分辨。本書作者開宗明義以冬蟲夏草的生長特性及古典藥籍的歷史紀錄，之後導入蛹蟲草的人工培養方法，最後闡述蛹蟲草產品之功效與應用，讓讀者能清楚分辨兩者之異同，對了解市場上諸多混淆不清的冬蟲夏草與蛹蟲草(北冬蟲夏草)之文宣與產品，有相當大的幫助。

陳啟楨
南台科技大學生物科技系教授

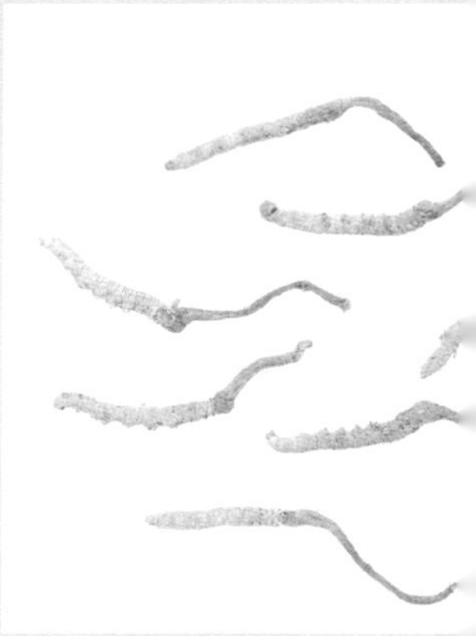

前言

「冬蟲夏草」又被人們簡稱爲蟲草，是中國的一種名貴中藥材，藥用價值非常高，在民間傳說中還具有「起死回生」的功效。因此，人們將它與人參和鹿茸一同稱爲中國的三大重要補品，且在歷史上素有「功與人參同，價比人參高」的美譽。

現代醫學研究發現，冬蟲夏草不僅含有蟲草酸、氨基酸、蟲草素，還含有多種維生素和微量元素，在醫學臨床上是非常好的滋補強壯藥材，對於延緩衰老、防癌抗癌、貧血虛弱都具有良好的補益作用。

天然的冬蟲夏草稀少而珍貴，主要生長於中國的青海、四川、西藏、雲南等地區，產於海拔三千到五千公尺的高寒草甸上；據學者研究，如果是天然野生的冬蟲夏草，自蝙蝠蛾產卵到幼蟲期感染冬蟲夏草菌，再到轉變成眞正的冬蟲夏草，總共需要大約六年以上的時間。嚴格的寄生性和特殊的生長環境導致冬蟲夏草的產量極少，採集業非常艱難，所以其價格也極爲昂貴，甚至被很多人視爲珍寶。

目前，隨著科學的進步，冬蟲夏草的種植也有了突破性的進展，以蛹蟲草爲代表的人工蟲草正被一批批的生產出來，而且，據說某些元素的含量比天然的冬蟲夏草還要高，那麼人工的蟲草就比天然的好嗎？

本書從蟲草的形態、傳說、生態學的特徵、其獨特的藥性說起，講到人工蛹蟲草的種植，怎樣辨別蛹蟲草的眞僞，並揭秘蛹蟲草治病的奧秘，列舉出食用蛹蟲草的注意事項……。通過此書，你將對冬蟲夏草及蛹蟲草有一個全面瞭解，從而正確地運用這味中藥珍寶。

目錄

第二章 全方位認識蛹蟲草

第二章　蛹蟲草的人工繁殖　71

第四章 瞭解全面辨眞僞 103

第五章

第六章 蛹蟲草治病顯神通 137

第八章 專家解疑 171

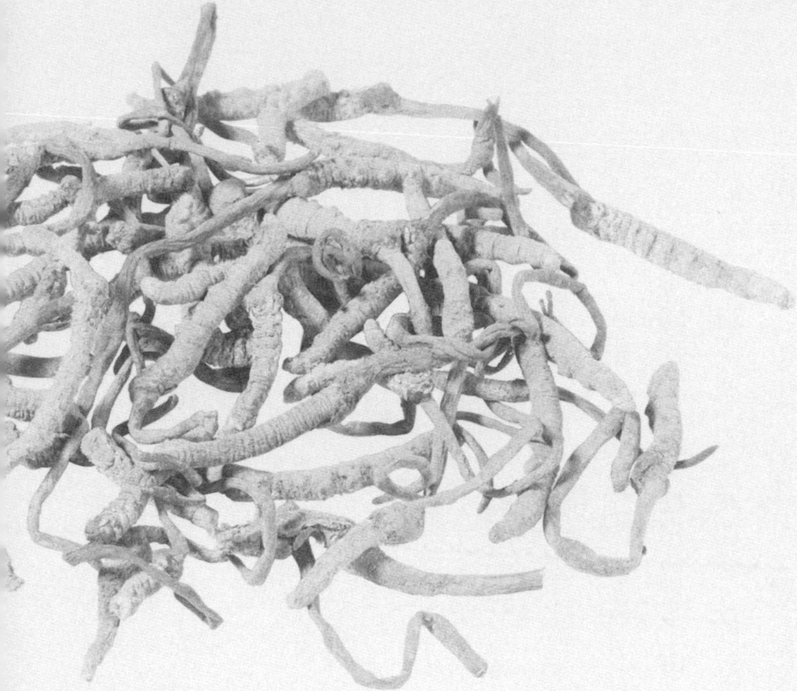

第一章 /

解讀冬蟲夏草之謎

什麼是冬蟲夏草？

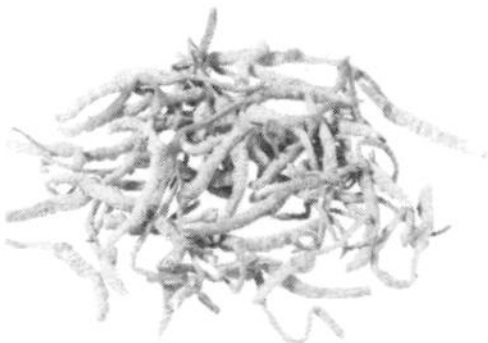

冬蟲夏草是由菌核（蟲形部分）與子座（草形部分）兩部分組成的，通常情況下，冬蟲夏草的子座只有一根（當然，也有存在一根以上子座的冬蟲夏草，但是極爲少見），細長如棒球棍，全長在四至十一釐米，頭部稍稍膨大，有點橢圓形。表面呈深棕色，斷面爲白色，子座的基部在土中與蟲子的頭部相連。菌核是幼蟲的本身，呈深黃色，狀如僵死的蠶。體長在三至五釐米之間，通常有二十至三十個環節，八對足（頭部有三對、尾部有一對、腹部有四對）。

冬蟲夏草主要出產於雪域高原，被人們譽爲中國醫藥寶庫中的聖藥之一。之所以有這種稱呼，還在於它戲劇性的來源：成年的蝙蝠蛾（鱗翅目蝙蝠蛾科昆蟲，Oberthur）把自己的卵產在土壤裡，經過一段時間就會轉變成爲幼蟲，這時如果幼蟲所處的地方剛好有成熟的冬蟲夏草菌所撒下的孢子，而溫度與濕度又剛好適合冬蟲夏草菌生長，再加上蝙蝠蛾幼蟲的身體狀況不太好，抵抗力較差，便會被冬蟲夏草菌感染，此時的蝙蝠蛾幼蟲就好比患上癌症，眞菌會像癌細胞般在幼蟲體內逐漸生長，所需養分則由蟲子的身體供應。在眞菌生長的過程中，幼蟲全身會因身體內長滿菌絲而慢慢變得僵硬，直至死亡。第二年夏天，菌絲就會自蟲子的頭部長出，形成草芽（子座），並逐漸長出地面。

究竟是蟲還是草？

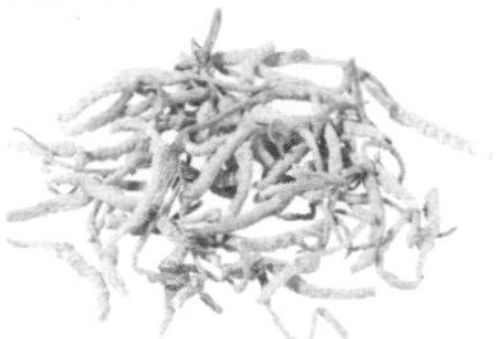

冬蟲夏草是中國的一種名貴中藥材，與人參、鹿茸齊名，都具有神奇的療效。現代醫學研究發現，冬蟲夏草中含有蟲草酸、氨基酸、蟲草素、多種維生素和微量元素，在醫學臨床上是非常好的滋補強壯藥材，在歷史上素有「功與人參同，價比人參高」的美譽。

作爲中藥材，冬蟲夏草這一稱呼總是具有幾分神秘色彩。神秘的原因就在於很多人都不知道它究竟是蟲還是草。對於這個問題，歷來都有爭論，有的人將其看作植物，因它頭部長著一棵草；有人將其看作動物，因它的主體部分是一條蟲。

爲了明瞭其中的眞正原因，生物學家們開始不斷的觀察與研究，最終發現冬蟲夏草是昆蟲和眞菌的結合體。原來，蝙蝠科有許多種別的蝙蝠蛾爲了繁衍後代，往往將卵產於土壤中，當卵轉變成幼蟲後（形狀非常像黃蠶），每年秋後都要鑽入地下冬眠。這時，冬蟲夏草菌便會在特殊條件下，侵入蟄居於土壤中的蝙蝠科幼蟲體內，吸收蟲體內的物質，在幼蟲體內不斷繁殖，最終導致蝙蝠科幼蟲因體內充滿菌絲而死亡。隨著蟲體皮囊內逐漸充滿菌絲，便形成了菌核。在隔年的五至七月左右，冰雪融化天氣轉暖時，菌絲就會從蟲體頭部長出並破土而出，從而形成一根棒球狀、紫銅色或褐色的新的生命體「子座」（俗稱「草尖」），人們往往將其誤認爲是一株草。

冬蟲夏草的學名有何意義？

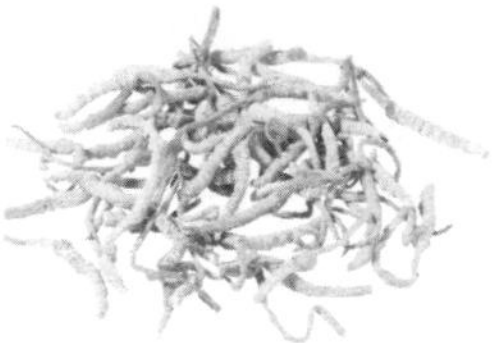

目前，全世界生物物種的學名都用拉丁文統一命名，冬蟲夏草也不例外，它的拉丁文學名全稱爲Cordyceps sinensis（Berk.）Sacc.。通常情況下，每個生物物種的命名都是由三個拉丁字組成，第一個拉丁字是屬名；第二個拉丁字是種名；第三個拉丁字是命名人的姓名縮寫。根據這一規則，我們可以發現，C. sinensis的全義是：在中國發現的蟲草屬中的眞菌品種。

冬蟲夏草只是生物學界的中文譯名，如果將C. sinensis直接翻譯成中文，應該是「中國蟲草」，但是很少有人如此稱呼，反而很多人更習慣將其稱爲「中國冬蟲夏草」、「中藥冬蟲夏草」、「冬蟲夏草」。那麼，這幾個拉丁字分別是什麼含意呢？

Cordyceps是生物界分類「門、綱、目、科、屬、種」中的屬名，表明中國的冬蟲夏草屬於眞菌類蟲草屬。sinensis是種名，爲「中國」的拉丁文名字，代表冬蟲夏草產於中國，或表示模式標本（Holotype Specimen）是在中國採集的，或在中國首先發現的。至於（Berk.）Sacc.則是兩個命名者姓名的縮寫。Berk是原命名者Berkeley的縮寫，一七二三年，歐洲傳教士尚加特利茨庫把從中國採到的中藥冬蟲夏草帶到法國，由Reaumur在法國科學院的學士大會上介紹，一八四三年，Berkeley鑒定了來自中國的冬蟲夏草，將其正式定名爲：中國蟲草（Sphaeri sinensis Berkeley）。一八七八年，Saccardo把Sphaeri屬併入爲蟲草屬Cordyceps，冬蟲夏草的研究自此引起國外醫學界的重視，中國冬蟲夏草也由此開始馳名於世。所以Saccardo的縮寫Sacc便放在了Berk的後面（原命名者Berk用括弧表示）。中國冬蟲夏草的拉丁學名就成爲Cordyceps sinensis（Berk.）Sacc.，而這一學名此後一直被沿用直到今天。

悠久深遠的歷史

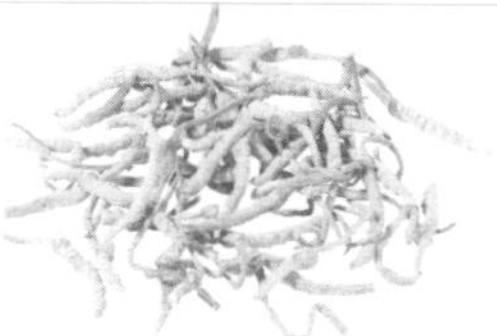

在中國的醫藥學寶庫中，冬蟲夏草算得上是一朵奇葩，目前，全世界的菌類學者早已將中國公認為冬蟲夏草的起源國。事實上，中國不僅是冬蟲夏草的起源國，對冬蟲夏草的認識與研究的歷史也源遠流長。

據考證，早在西元三世紀末四世紀初，東晉人王嘉就在《拾遺記》中有了這樣的記載：「員嶠之山有冰蠶。」據今人考證，所謂「冰蠶」，很有可能就是現在的冬蟲夏草。

西元八世紀，現存最早的藏醫著名經典《月王藥診》中寫道：「牙兒劄更布……治肺部疾病」，如今，冬蟲夏草的藏語就是「牙兒劄更布」。

關於冬蟲夏草最早的正式入藥文獻，是清朝汪昂所著的《本草備要》（一六九四），書中寫道：「冬蟲夏草，甘平，保肺益腎，止血化痰，止勞咳。四川嘉定府所產者佳。冬在土中，形如老蠶，有毛能動，至夏則毛出土上，連身俱化為草。若不取，至冬複化為蟲。」一七五六年，趙學敏在《本草綱目拾遺》中寫道：「冬蟲夏草，一物也，冬則為蟲，夏則為草……，功與人參同，能治諸虛百損。」一七五七年，名醫吳儀洛在《本草從新》中寫道：「冬蟲夏草保肺益腎、止血化痰。」此後，有數百部藥書都記載了冬蟲夏草的療效、產地、採摘、使用等相關情況。

冬蟲夏草作為藥材，其出口國外的歷史比文字記載更為久遠。據考證，早在唐朝，冬蟲夏草就曾經隨著遣唐使到了日本，到了明代中葉（一四〇〇～一四六五），冬蟲夏草更已從浙江傳到日本，並受到日本貴族的重視而廣泛食用。

最早以科學描述和發表我國青藏高原有蝙蝠蛾屬昆蟲分佈的人是英國的Poujade。一八八六年，Poujade在四川省寶興縣的雪山上發現一種蝙蝠蛾，將其定名為德氏蝙蝠蛾（Hepialus davidi）；後來，Alphe Raky、Staudinger等學者分別於一八八九和一八九五年在西藏發現了暗色蝙蝠蛾（H.nebulosus）和異色蝙蝠蛾（H.varians）兩個種類。一九〇九年，Oberthur在法國的Armorica半島上整理藥材和植物標本時，在由中國西藏、四川帶去的藥材和植物標本中發現了一隻蝙蝠蛾成蟲，於是便以該半島的名稱將其定名爲H.armoricanus，由於此半島從未發現過該種蝙蝠蛾，所以在發表新種時，特別說明這種蝙蝠蛾的產地可能是中國的川藏高原。

一九五九年，中國科學院動物研究所的科研人員在四川康定等地採集到大量的蝙蝠蛾成蟲和幼蟲，經過反覆鑒定，發現這些蝙蝠蛾成蟲和幼蟲與在法國Armorica半島發現的是同一種，於是便將其定名爲蟲草蝙蝠蛾，並確定爲中國特產的冬蟲夏草菌的寄主昆蟲之一。

一九八二年冬天，沈南英教授在實驗室中培育出世界上第一枚人工冬蟲夏草，進入了無性世代菌種。

如今，通過長期地認眞研究，中國已發現九十多種蟲草菌種，對冬蟲夏草生物科學特性、化學成分、藥理作用、保健養生功效，製劑工藝、產品種開發和利用等研究也更加深入。

關於冬蟲夏草的傳說

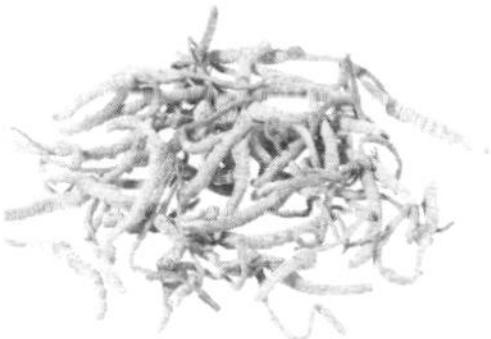

傳說，在很久很久以前，在一個叫做加查（地名，藏語意爲「漢鹽」）的地方，有一位美麗的姑娘叫次央，次央的爸爸很早就去世了，她很小的時候就跟著雙目失明的媽媽相依爲命。次央很愛唱歌，雖然每天早出晚歸的努力工作，但她始終曲不離開口。她的歌聲就像百靈鳥的鳴叫般清脆甜美，清早，村裡人聽到她的歌聲起床，晚上，人們聽到她唱給媽媽聽的安眠曲入睡。

慢慢的，次央長大了，而且成爲遠近聞名的美女，求親者擠破了她家的犛牛帳篷。有一天，次央趕著自己的犛牛往山上走，邊走邊唱，清脆的歌聲迴盪在山谷間。正在此時，加查縣老爺巴良的兒子姬加帶著家人進山打獵，他聽到次央甜美的歌聲、看到她美麗的容顏，頓時神魂巔倒，當即命人圍住次央：「只要你跟我回去，保證享受一生的榮華富貴。」聽了姬加厚顏無恥的話，次央冷笑一聲，同時命令身邊的牧羊狗開道，繼續唱著歌走了。

第二天，巴良老爺就派人帶著上等的酥油、紅茶和絲綢等禮物上門求親，並說只要次央答應這門親事，馬上就可以將她們母女倆接進縣衙居住。次央淡然地笑笑說自己只是山野麻雀，無法住進鳳凰的金窩。

當時，村裡人都很不理解，認爲次央是被濃霧蒙住了眼睛，沒有看到前面的紅光，這麼好的婆家，爲什麼不答應呢？其實，次央的心裡早已經有了心上人——在巴良家的雪山牧場放馬的朗吉。

朗吉自幼父母早逝，也是次央的媽媽撫養長大。幼年的次央與朗吉在一個碗裡抓糌粑吃，在一床羊皮褥子裡睡覺。在兩人情竇初開時，就已經相互許下了婚嫁的誓言。朗吉的父母原本是巴良家的奴隸，所以，朗吉也屬於巴良家，當朗吉去雪山牧場時，曾對送他一程又一程的次央說：「等著我，我贖完身就回來娶你！」

再說到姬加，他見父親出面也沒能說動次央，心裡非常難受。同時也堅信自己家的勢力不會弄不回一個窮姑娘。於是，他便帶上一群僕人，天天在次央出入的山路上等候。只要見到次央，他就上前糾纏。時間一長，他發現了次央的秘密，也爲此而惱羞成怒——自家的奴隸怎能娶自己心愛的女孩呢？於是，他便派人在朗吉放馬的必經之地挖了一個深深的陷阱，朗吉在不知情的情況下，連人帶馬栽了進去。

第二天，次央在約定的地點等朗吉，可是時間過了很久也沒等到。她似乎覺察到什麼，於是便不顧山高路險到牧場找心上人，可是找遍整個牧場也沒有見到朗吉的身影。就在她快要失望的時候，突然傳來一聲長長的馬嘶，次央聽出那是朗吉的馬在嘶鳴，於是尋聲找去，終於在雪山口見到巴良家的幾個僕人正往一個洞裡塡土，洞裡還不時傳出馬的嘶鳴和朗吉的咒罵聲。

次央急忙過去，僕人們看到美麗的次央趕來，便急急忙忙的溜走了。次央撲到陷阱邊，發現陷阱很深，只能隱約看見朗吉頭上的英雄結，她大聲呼喊心上人的名字。朗吉看到次央，驚喜之餘說自己的腿摔斷了，無法站立。次央安慰朗吉，然後回村找幫手，在衆人的幫助下，朗吉被救了上來。

郎吉的腿斷了，巴良不願白養他，便返還他的賣身契後將他趕出家門。次央趕著家裡唯一的一頭牧牛，將朗吉接回家中，並找來治跌打損傷的藥給朗吉服用。過了很長時間，朗吉也服用了很多藥，但腿始終站不起來。次央並沒放棄，仍然到處採藥。

有一天，她又上山採藥，當她來到拉姆拉湖邊時，想到自己可能再也不能與朗吉並肩在草場雪山上的馳騁了，不禁悲從中來，晶瑩的淚珠掉到清澈透明的湖水裡。本來平靜的湖水逐漸漾起波紋，而且波紋越來越大，最終出現一個旋渦，漩渦中心慢慢升起一朵潔白的蓮花，花蕊中躺著一根似蟲似草的東西。同時，湖底傳來說話聲：「孩子，不要傷心，每年冰雪消融時，你到山中採挖此藥，只要讓朗吉和你媽媽服用，一切都會如你所願。」次央知道湖裡住著班曲拉姆女神，她恭恭敬敬地跟女神磕了兩個頭後，便捧起蓮花上的藥回去了，朗吉吃了此藥後果然漸漸好轉。

次央記住女神的話，在冰雪消融的時候再次上山採藥，然後給母親服用。服用幾次之後，母親突然發現自己的視力恢復了，欣喜萬分的次央立即前往拉姆拉湖磕頭感謝。

時間久了，人們發現那種藥在冬天的時候是蟲子，而夏天又像草一樣，因此將它取名爲「雅熱滾布」，也就是冬蟲夏草的意思。

關於冬蟲夏草的典故

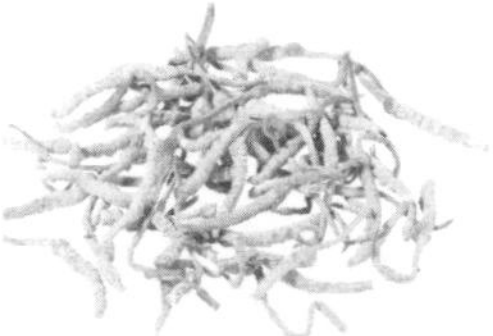

大約一千五百多年前，青藏高原的放牧人發現了一個非常奇怪的現象：有些年老體衰的羊，本來已經行動遲緩，逐漸走向死亡了，但在食用了一種埋藏在草皮下的草根後，很快卻又變得矯健輕靈、毛色發亮，再度回復生機，這究竟是怎麼回事呢？

牧人認眞地觀察發現，羊吃的「草根」是蟲子的身體，每當冬季，它便爲蟲，夏季時便長成草，而且，這種「草根」非常少，一般很難找到。經由很長時間的觀察和尋找，牧人也開始食用這種「草根」，食用後發現，自己更加強壯有力、也不容易生病了，因爲他們也不知道這種草根叫什麼，便將其稱爲「德索」，就是蟲草的意思。

唐貞觀十五年（西元六四一年），唐太宗宗室女文成公主嫁給藏王松贊干布，文成公主一行從長安出發，途經西寧，翻越了日月山，經過長途跋涉，終於到達了拉薩。文成公主進藏時，吐蕃將「德索」作爲貢品送交給親使團帶回長安，從而成爲唐代皇室的醫藥珍寶，取名「冬蟲夏草」。

多年之後，日本遣唐使團返回日本，唐朝的皇帝便將部分冬蟲夏草賞賜給日本遣唐使，冬蟲夏草便遠渡重洋來到日本，成爲貴族的強壯劑。

一七二三年，歐洲傳教士尙加特利茨庫離開中國回國時，將中國特有的冬蟲夏草帶到了法國，冬蟲夏草被正式定名爲：Sphaeris sienesis.，即「中國冬蟲夏草」，由於其功效獨特，因此被稱爲「東方傳奇式的珍寶」。

醫學文獻對冬蟲夏草藥用價值的評價

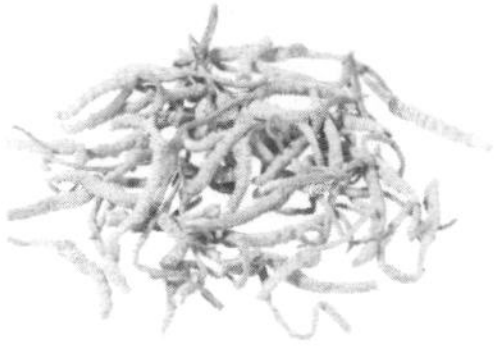

冬蟲夏草是我國的珍貴中藥材，藥用價值非常高，主要有補虛益精氣、止咳化痰的功能，對虛勞、咳嗽痰血、腰痛、遺精等病症都有不錯的治療效果，在民間傳說中還具有起死回生的功效，因此，人們將它與人參和鹿茸一同稱爲中國的三大重要補品。

汪昂在西元一六九四年所著的《補圖本草備要》中曾經寫道：「冬蟲夏草味甘性溫，具有強精氣、補虛損、益腎保肺、止咳化痰等功效，適用於肺結核、虛喘、盜汗、咳嗽、喀血等病人。」

《中藥大詞典》記載在清雍正或清乾隆年間，我國正式將冬蟲夏草作爲藥材並應用，冬蟲夏草與人參、鹿茸同被譽爲中國的三大名貴滋補中藥，有「百藥之王」的美稱，歷代醫家將其稱爲「治諸虛百損至爲上品」。

吳儀洛於西元一七五七年（即清乾隆二十二年）撰寫的《本草從新》指出：冬蟲夏草具有「保肺益腎，止血化痰」的藥用功效。趙學敏在西元一七六五年（即清乾隆三十年）編著的《本草綱目拾遺》中寫道：「冬蟲夏草性溫暖，補精益髓，保肺氣。以酒浸數枚飲之，治腰膝間痛楚，有益腎之功；與雄鴨同煮食，宜老人……，能治百虛百損。」

清人徐昆在《柳崖外編》中寫道：「冬蟲、夏草，一物也。冬則爲蟲，夏則爲草。蟲形似蠶，色微黃。草形似韭，葉較細。入夏以頭入地，尾自成草，雜錯交於蔓草間，不知其爲蟲也。交冬草漸微黃，乃出地蠕蠕而動，其尾猶簌簌然帶草而行。蓋隨氣化轉移，理有然者……，冬蟲夏草和鴨肉燉食之，大補。」

《柑園小識》記載冬蟲夏草對於那些「凡病後調養及虛損之人，每服一鴨（鴨內的冬蟲夏草），可抵人參一兩。」

清人張德裕在《本草正義》中寫道：「此物（冬蟲夏草）補腎，乃興陽之作用，宜於眞寒，而不宜於虛熱，能治脾腎之寒。」

《中華人民共和國藥典》記載冬蟲夏草味甘性溫、藥性平和、溫而不燥、補而不滯，能「補肺益腎、止血化痰。用於久咳虛喘、勞嗽咳血、陽痿遺精、腰膝酸痛」，比其他種類的補益中藥更具廣泛的藥用價值，且無任何不良反應。《中藥藥理學》記載冬蟲夏草對多種病症有效，如心律失常（房性、室性早搏）、呼吸系統疾病（慢性氣管炎和支氣管炎）、慢性活動性肝炎、肝硬化、慢性腎炎及腎功能衰竭、高脂血症、性功能低下等。《中國藥用眞菌學》記載冬蟲夏草具有增強免疫力、抗衰老、抗疲勞、協調性功能等作用，能補肺益腎壯陽。

從古至今已有數百部中藥文獻對冬蟲夏草的功效進行了記載，對於冬蟲夏草的功效，可歸納爲滋陰、補陽、治勞咳、諸虛百損；功與人參、鹿茸相同，藥性溫和，老少病弱者皆可食用。

冬蟲夏草的主要同屬

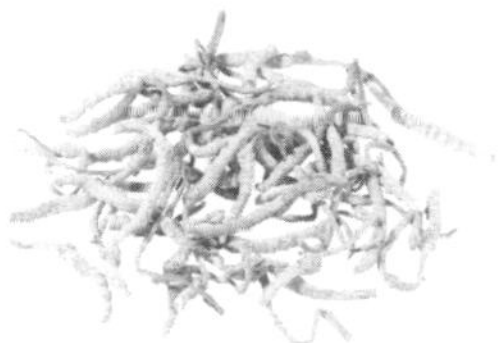

冬蟲夏草屬於子囊菌綱、肉座菌目、麥角菌科、蟲草屬。蟲草屬是子囊菌中的大屬，目前已知此屬有三百五十多個種，我國有五十八個種，國際上公認蟲草的源流在中國。在我國已知的五十八個種中，因為寄主不同，所以其名字也各不相同，主要有以下幾個品種：

涼山蟲草（Cordyceps liangshanensis）

涼山蟲草又名麥稈蟲草，主要分佈在四川、雲南和貴州等地，為我國特有種，寄生於鱗翅目昆蟲幼蟲和幼蟲的屍體上，一般多見海拔一千五百公尺以下的竹林叢中。蟲體似蠶，稍彎曲，長約四釐米，直徑五至九毫米；表面是棕至棕褐色的絨毛，絨毛脫落處可以看到紫褐色角皮，共有九至十二個環紋；頭部紅褐色，腹部大約有十對足。子座單生或多分枝，由寄主口部長出，細長約三十釐米，圓柱狀，褐或黑褐色，頂端有延長的不孕性尾尖，纖維質多。質堅脆，易折斷，斷面爲黃白色。氣微腥，味淡。

蟬草（Cordyceps sobolifera）

蟬草是由一種子囊菌綱、肉座目、蟲草屬的眞菌寄生於同翅目、蟬科、灰蟬的幼蟲體內而形成的一種複合體。眞菌的子座由寄主的頭部生出，群生或叢生，肉質、棒狀、直立或稍彎曲，子座上部爲橢圓形的孢子囊，下部爲柱狀柄，上部略粗，多爲土紅色。子座孢子囊長約零點六至一點零釐米，直徑約零點三至零點四釐米，柄部長約二至四釐米，直徑約零點二至零點三釐米。灰蟬幼蟲腹部稍前曲，可見三對足，外形完全，蟲體比一般蟬的幼蟲小，體長約二點零釐米，徑長約零點八釐米，呈金黃色。

蟬草大多都是在夏秋多雨季節形成，當成熟的眞菌孢子散落在潮濕、富含有機質的密林土壤後，就會萌發出新的菌絲，當部分菌絲浸入到生活在土壤中的灰蟬幼蟲體內時，便能從蟲體獲得充足的營養，經生長發育而從幼蟲的頭部抽出一條棒狀子座，進而長出地面。當幼蟲的營養被消耗殆盡、眞菌孢子成熟後，就會再去浸染其他幼蟲。

中醫理論認爲，蟬草味甘、性溫，入肺、腎二經，有益肺、化痰、止血、補腎等功效，可治療肺虛咳喘、腎虛、腰腿酸痛、體虛盜汗、陽萎遺精等病症。通常情況下，蟬草既可鮮食，也可風乾儲存，無特殊氣味，目前僅見於中國的海南省。

蟬花（Cordyceps cicadae）

蟬花又叫蟬茸，爲菌類植物藥麥角菌科眞菌大蟬草的分生孢子階段，專指蟬棒束孢菌及其寄主山蟬幼蟲的乾燥體。蟲體爲長橢圓形，微彎曲，長約三釐米，直徑約一至一點四釐米，外形很像蟬蛻；頭部有數枚灰黑色或灰白色的孢梗束，棍棒狀或鹿角狀，部分有分枝，長約二至五釐米，質脆易折斷。

蟬花的蟲體表面爲棕黃色，大部爲灰白色菌絲所包裹，折斷後可見蟲體內充滿粉白色或類白色的鬆軟物質。

中醫理論認爲，蟬花全草入藥，氣微香，味甘，性寒，無毒，入肝經，有祛風止痙、透疹止癢、明目退翳等功效，主要出產於中國的浙江、四川、雲南、江蘇等地。

大團囊蟲草（Cordyceps ophioglossoides）

大團囊蟲草又叫樹生蟲草，爲紅麴科植物大團囊蟲草的全草，寄生於地下生長的大團囊菌，子座由根狀多分枝的菌絲索與土下寄主相連，子座的頭部爲橢圓形、倒卵圓形，長零點五至一點五釐米，粗零點三至零點五釐米，爲暗褐色至橄欖褐色，幹後爲黑褐色，柄部長二至七釐米，粗零點四至零點六釐米，不分枝或偶有分枝，有縱紋。子囊殼爲卵圓形或果球形，直徑一至四點五釐米，孔口凸起，子囊細長，爲褐色、質地堅硬。孢子爲細長線形，無色透明，有很多橫隔，成熟後容易斷裂。

中醫理論認爲，大團囊蟲草性溫、味微澀，入肝經，有活血調經，治血崩、月經不調之功效，多見於櫟樹林中，主要分佈在我國的廣西、四川、雲南、江蘇等地。

蛹蟲草（Cordyceps militaris）

蛹蟲草又稱北冬蟲夏草，爲子囊菌亞門，麥角菌目，麥角菌科，蟲草屬的模式種，由子座與菌核兩部分組成。

冬季，夜蛾科蟲蛹蟄居在土裡或樹皮縫內，菌類寄生其中，吸取營養，幼蟲體內會因爲充滿菌絲而死。到了夏季，自幼蟲屍體上便會生出幼苗（單生子座），狀似壘球棒，長約零點八至三釐米，橙黃色，夏至前後採集。

該蟲草在一九五八年於吉林省內首次發現，經鑒定認爲它與冬蟲夏草是同一個屬，由於主產於雲南、吉林、遼寧、內蒙古等地，所以定名爲北冬蟲夏草或蛹草。

亞香棒蟲草（Cordyceps bawkesii）

亞香棒蟲草又名古尼蟲草、霍克斯蟲草，爲麥角菌科眞菌亞香棒蟲草寄生在鱗翅目昆蟲的子座及幼蟲屍體的複合體，蟲體呈蠶狀，長約三至五釐米，直徑零點四至零點六釐米，頭部紅黃色或紫色，頭附近有三對足，尾部一對足，中部四對足，身體表面有類白色的菌膜，除去外層灰白色菌膜，可見褐色或栗褐色蟲體角皮，有二十至三十個環紋，可見黑點狀氣門；質脆，易折斷，斷面略平坦，黃白色，中央有稍明顯的灰棕色「一」字紋。子座由蟲體頭端長出，單生，細圓柱狀，長四至十釐米，灰白至灰褐色，有縱皺或棱紋，上部光滑，下部有細毛。氣香，味微鹹（菌核）或淡（子座），服後常出現頭昏、噁心、嘔吐等不良反應，主要分佈在江西、湖南、安徽、廣東、廣西、福建等地。

冬蟲夏草的種類還有很多，限於篇幅，僅介紹以上這些，由上述文字也可見冬蟲夏草之一斑。

冬蟲夏草的生態學特徵

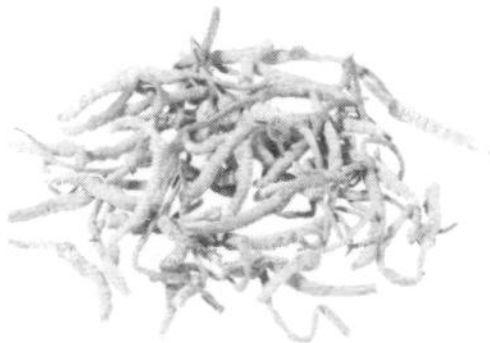

冬蟲夏草是昆蟲與眞菌的結合體，蟲是冬蟲夏草蝙蝠蛾的幼蟲，菌是冬蟲夏草眞菌，每當盛夏時節，在海拔三千八百公尺以上的雪山草甸上，待冰雪消融之後，蝙蝠蛾就會將無數的蟲卵留在花葉上。蛾卵變成小蟲後，就會鑽進潮濕疏鬆的土壤裡，吸收植物根莖的營養，逐漸將身體養胖。

此時，狀爲球形的子囊孢子一旦遇到蝙蝠蛾幼蟲，就會鑽進蟲體內部，以其內臟爲營養，從而萌發菌絲，這就是「冬蟲」。蝙蝠蛾的幼蟲感染眞菌後會逐漸死亡，死亡時通常會蠕動到距地表二至三釐米的地方，且頭上尾下。幼蟲死後，其體內的眞菌會日漸生長，直至充滿整個蟲體。待到來年春末夏初，蟲子的頭部就會長出紫紅色的小草，高約二至五釐米，頂端有鳳梨狀的囊殼，此爲「夏草」。其囊殼表面佈滿小球體，這些小球體就是冬蟲夏草菌的繁殖器官子囊殼，殼內長有子囊孢子，孢子成熟後便會從囊殼的孔口射出，並隨空氣四處飄遊，一旦遇到幼蟲便會又一次鑽入其體內，延續又一個冬蟲夏草的萌發過程。

由上述冬蟲夏草的生長過程可知，冬蟲夏草是一種在冬天「吃」了蟲、在夏天長出子座的眞菌，其生態較爲複雜，主要取決於寄生昆蟲的生態環境，而這種生態環境在很大程度上又取決於其生存環境的溫度、濕度、光照、空氣，及其它自然和人爲因素。

在北半球，大多數冬蟲夏草發生在六至八月間，主要出現於向陽背風的初生林或次生林內，冬蟲夏草發生場所的光照比較充足，空氣和土壤較爲濕潤。一般情況下，冬蟲夏草的產量隨著高度的增加而增加，但又隨著山地坡度的增加而減少。如果場所陽光充足，排水量好，空氣相對濕度較高，植被衆多，冬蟲夏草是很容易生長的。

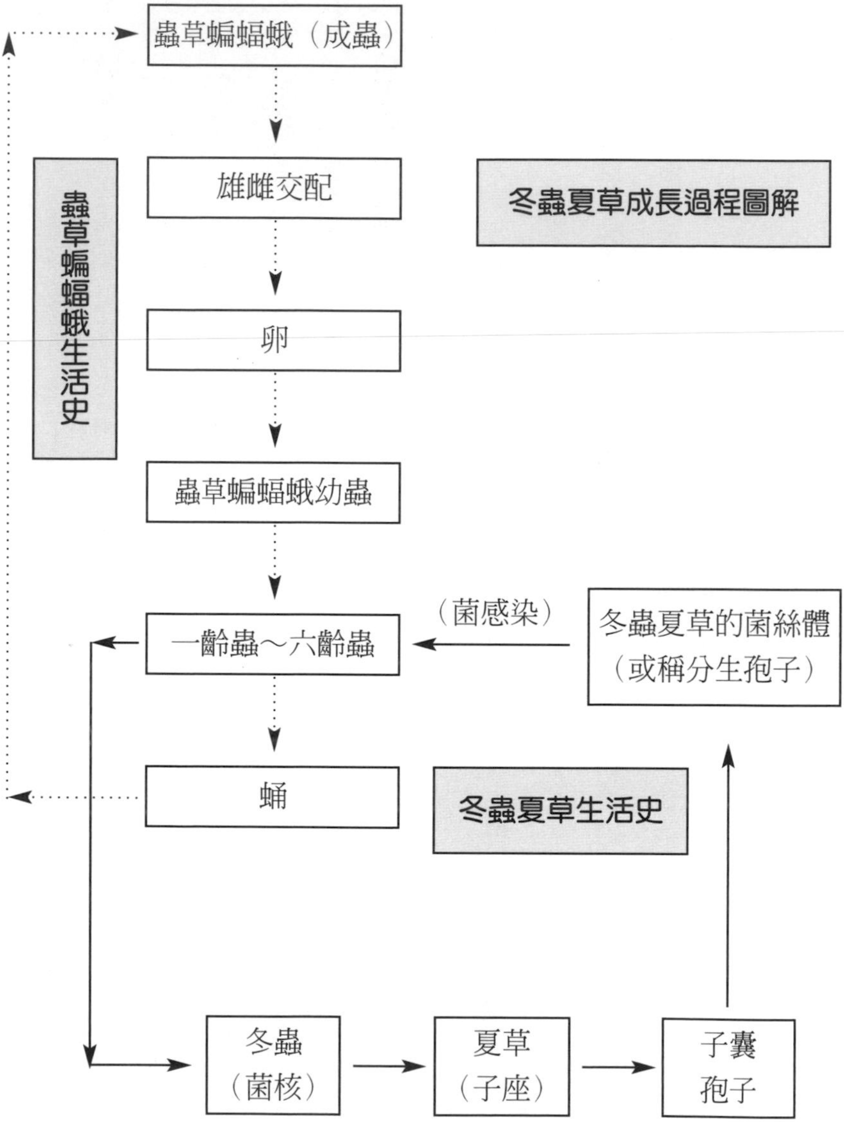
蟲草蝙蝠蛾（成蟲）
雄雌交配
冬蟲夏草成長過程圖解
蟲草蝙蝠蛾生活史
卵
蟲草蝙蝠蛾幼蟲
（菌感染）
冬蟲夏草的菌絲體
（或稱分生孢子）
一齡蟲～六齡蟲
蛹
冬蟲夏草生活史
冬蟲
（菌核）
夏草
（子座）
子囊
孢子

冬蟲夏草的形成

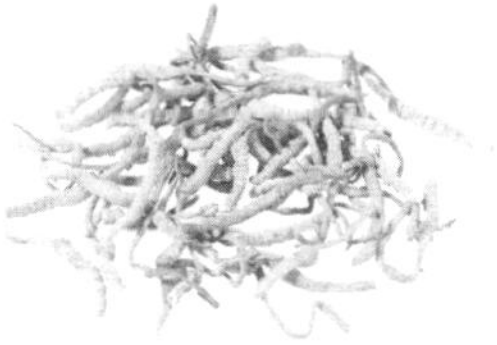

在青藏高原海拔三千八百公尺至五千兩百公尺雪線地帶的高山草甸和灌木叢中，每年的七、八月間，都有一種叫蝙蝠蛾（節肢動物門、昆蟲綱、鱗翅目、蝙蝠蛾科、蝙蝠蛾亞科、蝙蝠蛾屬）在翩翩起舞，尋求配偶，然後將卵產在草叢和土塊中。

高寒地區的隆冬寒冷異常，剛剛孵化出來的蝙蝠蛾幼蟲只能蟄伏在潮濕的土壤中禦寒，它們的食物就是山野中的頭花蓼、小葉杜鵑、珠芽蓼等植物的嫩根。

冬蟲夏草屬子囊菌，其菌體成熟後可形成子囊孢子，孢子散發後能夠隨風傳播，當它們落在適宜的昆蟲體上，特別是落在幼蟲的蟲體上時，便會沾附在其身體上開始生長，並逐漸形成菌絲體，菌絲體在不斷生長的過程中，會向蟲體體內發展，最終導致昆蟲被眞菌感染。

除了孢子因爲偶然原因落在幼蟲的身體上，昆蟲吃了帶有此類眞菌的植物葉子，眞菌也會很容易地進入昆蟲體內，並以蟲體體內組織和器官作爲生長發育的物質與能量來源，最後將蟲體全部分解。

當蟲體體腔內的五臟六腑被菌絲消耗殆盡時，幼蟲就會死亡，而眞菌的菌絲體經過不斷的發育和分化，成熟時便會伸出蟲殼的外表，形成眞菌與蟲體外殼共存的生物體，這就是神奇的冬蟲夏草。

冬蟲夏草的採挖

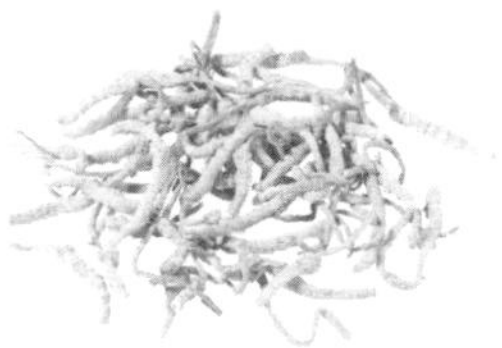

冬蟲夏草是一種叫做麥角菌類的野生植物藥材，主要寄生於鱗翅目蝙蝠蛾種的一種幼蟲身上。幼蟲在受到冬蟲夏草孢子囊菌感染後，一般都喜歡蟄居於向陽、濕潤、土質鬆軟肥沃的山坡，大多見於生長在海拔約四千公尺左右的高山地區的小葉杜鵑樹叢中。

冬蟲夏草是一種季節性非常強的藥材，由於其分佈地區不同，採挖的季節也有所不同，一般都是在每年四至五月份開始採挖，因為這時的冬蟲夏草出苗還沒有超過一寸，如果過了這個時節，冬蟲夏草便會枯死，其藥用價值也會大大降低，甚至失去藥用價值。

野生冬蟲夏草的生長旺季一般只有十五至二十天左右，在其產地的採挖期爲十二至二十六天左右，旺季採挖的冬蟲夏草不但蟲體充實飽滿，菌苗茂盛而肥壯，還很容易被人們發現和採挖，產量、質量和藥效都非常高。如果過早採挖，多數菌苗（草）還沒有出土，很難尋找和採挖；如果採挖過晚，蟲體就會空心或腐爛，菌苗也會萎縮或乾枯，產量、質量和藥效都將大幅下降。

一般來講，海拔高度相對較低的地區，因爲溫度較高，所以採挖期會早一些，但冬蟲夏草的品質卻相對越差，反之，海拔高度相對較高的地區，採挖期會稍晚一些，但冬蟲夏草的品質卻相對較好。

就中國範圍來看，每年最早開始採挖野生冬蟲夏草的區域是雲南省迪慶藏族自治區（香格里拉）、麗江地區、怒江傈族自治州，貴州省地區，甘肅省甘南藏族自治州，西藏自治區，青海省黃南藏族自治州等；稍晚一些的地區是四川省甘孜藏族自治州、阿壩藏族羌族自治州；再晚一些的地區是西藏自治區昌都地區和青海省果洛藏族自治州；最晚採挖的地區是青海省玉樹藏族自治州和西藏自治區那曲地區（藏語爲「黑河」）。

當人們對冬蟲夏草的生長環境和採摘季節有所瞭解後，尋找生長在土中的冬蟲夏草並掌握採挖技術，就是成爲保證產量的關鍵。有經驗的採摘人士認爲，在採挖期，最好到海拔三千到五千五百公尺左右的向陽潮濕、土質肥沃鬆軟的山坡、草甸和灌木叢下，彎下腰或趴在地上仔細沿坡地向上尋找，如果發現冬蟲夏草子座（俗稱草頭），最好用小鐵棍或小木棒等工具在距離草頭七釐米左右（太近或太遠都容易挖斷蟲體，也不可用手直接拔苗）慢慢刨挖，連草皮深挖九釐米左右時，便可將其取出。

通常冬蟲夏草的分佈較爲集中，如果找到一株冬蟲夏草，往往會在附近發現十株左右的冬蟲夏草，而且，二十五天內會有新的冬蟲夏草在此範圍生出子座（俗稱草頭），日後只要稍加留意，還會在這裡在發現很多株新長出來的冬蟲夏草。

冬蟲夏草的簡易加工

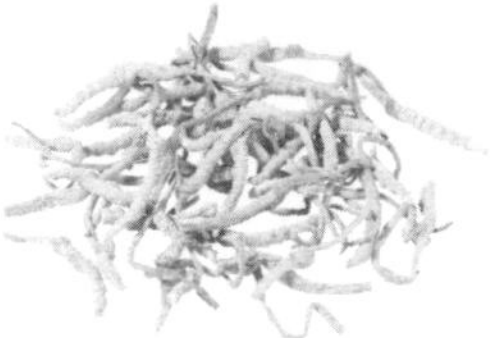

採挖到的冬蟲夏草都是需要加工處理的，通常情況下，剛剛採挖到的冬蟲夏草就要進行簡單的加工：在採挖出來後的十分鐘內，用牙刷輕輕刷去蟲草表面的泥土和蟲體本身殘餘的胎衣（蟲體表面的黃色臘衣），然後將其散放在乾燥無光照的地面上陰晾，在陰晾冬蟲夏草時，需要對蟲草進行保護——用粗鐵絲網蓋上，防止老鼠等小動物的啃食。

冬蟲夏草經過八至十二小時的陰晾後，基本上就乾透了，這時就可以用小紅繩將冬蟲夏草紮起來了，一般都是將六至八條蟲草紮成一小捆，再裝入塑膠薄膜袋中。

冬蟲夏草的保管方法

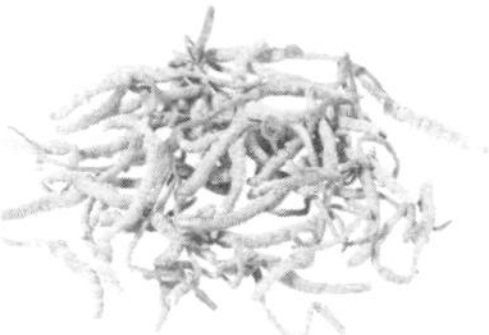

如果購買的冬蟲夏草數量較多，短時間內無法全部使用，就涉及到存放問題。

冬蟲夏草是不容易保存的，如果保存不當，很容易使其發生黴變。通常情況下，冬蟲夏草的有效保管方法有多種，比如，將開封後的冬蟲夏草用兩層防潮材料（厚塑膠袋等）包裹好並密封，然後放在陰涼乾燥的地方，如抽屜等，必須乾燥，以免潮濕影響冬蟲夏草的品質。此外，最現實可行的保管方法莫過於陽光充分的時候，將散裝的冬蟲夏草散放在陽光充足的地面晾曬，以保證其乾燥程度，然後把冬蟲夏草輕輕撿起（乾燥的冬蟲夏草很容易折斷），裝入塑膠薄膜袋中，但在冬蟲夏草的底部應放入裝有花椒的布袋（每公斤冬蟲夏草平均放入兩百克花椒），最後進行密封並放於陰涼乾燥處。如果是氣候乾燥的地區，之後每個月需要檢查一次，同時將其放到陽光充足的地方晾曬，再裝入袋中、密封、放在陰涼處。如果是氣候濕潤的地區，大約二十天就應檢查一次，同時進行晾曬，以保證冬蟲夏草的乾燥。

不過爲什麼要用陽光來曬冬蟲夏草呢？將冬蟲夏草放在陽光下晾曬，不但可以減少冬蟲夏草中所含的水分，還能夠利用陽光來殺死冬蟲夏草本身所附帶的部分黴菌，有利於保障冬蟲夏草的品質。

那麼又爲什麼保存冬蟲夏草要用到花椒呢？在裝有冬蟲夏草的塑膠薄膜袋中放入花椒，是利用花椒所散發的特殊氣味以殺蟲除菌，防止蟲菌損害冬蟲夏草的品質。

需要注意的是，最好不要將已經拆封或密封不嚴的冬蟲夏草放在冰箱內保存，因爲冰箱內的環境較爲潮濕，容易使冬蟲夏草受潮。對於有包裝的冬蟲夏草，保管時可參閱產品附帶的相關說明。

冬蟲夏草黴變後的處理方法

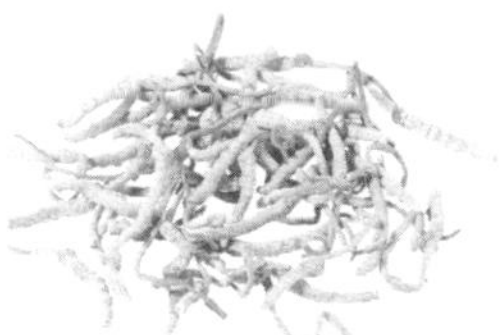

對於很多食用冬蟲夏草的人來說，往往會遇到冬蟲夏草黴變的現象，之所以如此，除了與購買冬蟲夏草時的一次購買量較大、存放時間過長有關外，還與保存不當有關。一般情況下，食物、藥物等在黴變之後都是需要扔掉的，可是冬蟲夏草價比黃金，輕易的扔掉既可惜又浪費。那麼，如何處理黴變的冬蟲夏草呢？

1. 如果冬蟲夏草黴變不嚴重，可用啤酒加以洗滌，但需洗滌多次才有效果。
2. 如果冬蟲夏草黴變嚴重，可在煮沸冷卻後的開水中加入適量酒精，兌勻後洗滌黴變的冬蟲夏草後，將其撈出稍稍瀝乾，再放到通風處陰乾即可。

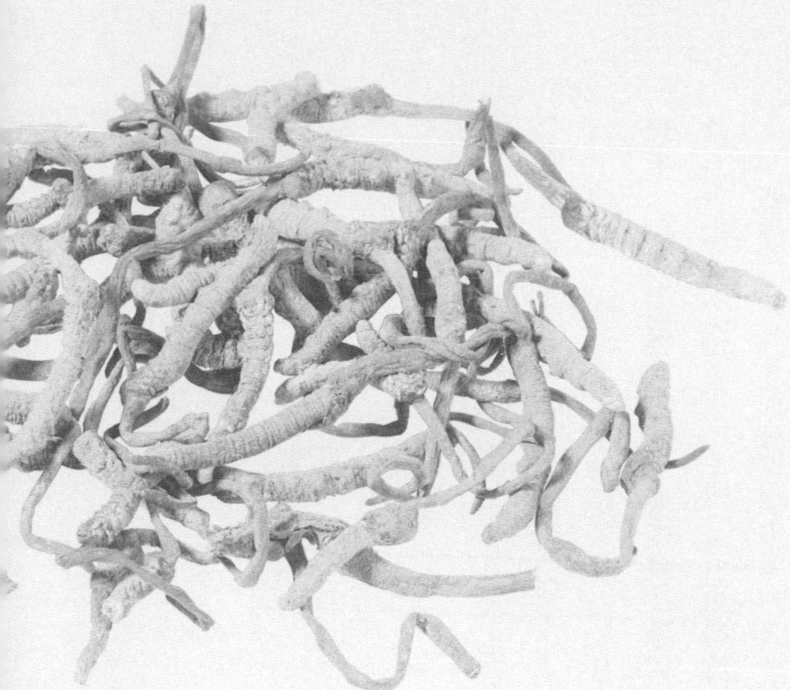

第二章 /

全方位認識蛹蟲草

什麼是蛹蟲草？

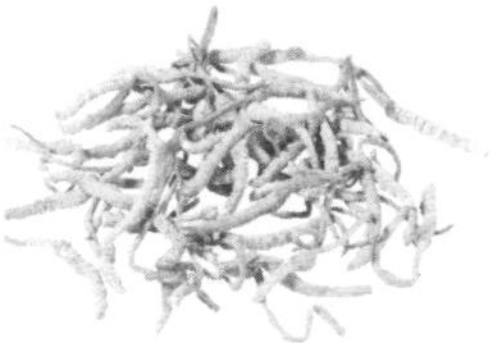

蛹蟲草又叫京都蛹蟲草、北冬蟲夏草，北蟲草，蛹草，東北蟲草，學名爲Cordyceps militaris，是昆蟲蛹體與子座的結合體。

蛹蟲草的生長與冬蟲夏草的生長方式相似，都是菌絲寄生在幼蟲或蛹體的活體上，以其蟲體爲原料，最後將幼蟲或蛹體內含物完全分解、吸收，並在幼蟲屍體上生出草狀的幼苗（子座），但還保持完整的幼蟲或蛹體形態。

蛹蟲草於一九五八年在中國的吉林省首次發現的，當時大家認爲它與冬蟲夏草是同一個屬，便定名爲蛹草，後來發現這種蟲草不僅產於吉林，還產於雲南（昆明、安寧、江川）、遼寧（瀋陽）等地，一般都是生於針、闊葉林或混交林的地表土層中，而且這種蟲草能夠採用家蠶和柞蠶蛹進行人工批量培育，藥效、藥理與野生種蛹蟲草相似。

蛹蟲草的生物學特性

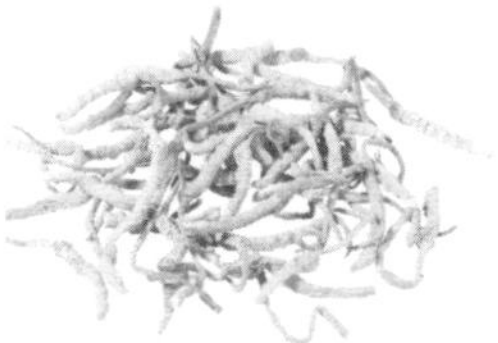

在生物學上，蛹蟲草屬於子囊菌綱、肉座菌目、麥角菌科、蟲草屬的模式種，是蛹蟲草眞菌寄生在鱗翅目、鞘翅目、雙翅目等昆蟲蛹體上形成子座（子座單生或叢生，色澤桔黃，子座根部與昆蟲蛹體的連接處多爲白色、扭曲的菌索狀物），昆蟲蛹體與子座結合體的總稱。

蛹蟲草的有效成分

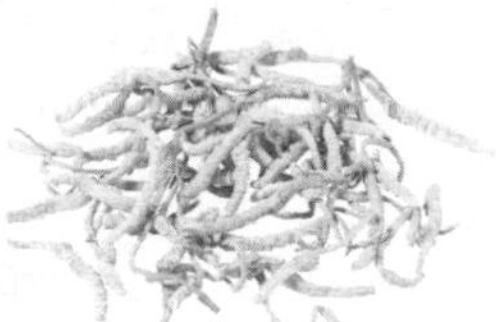

蛹蟲草富含蛋白質、脂肪、糖類、蟲草素、蟲草多糖、蟲草酸、SOD（超氧化物歧化酶）、脂肪、腺嘌呤、尿嘧啶、尿嘧啶、核苷酸、十八種氨基酸、八種維生素、生物鹼、麥角甾醇及硒、磷、鉀、鋅等礦物元素，是一種有特殊營養價值和明顯藥用價值的中草藥，經常食用能夠提高機體抵抗力，有效防治疾病的侵襲，從而達到治病強身、延年益壽的目的。

蛹蟲草的藥理作用

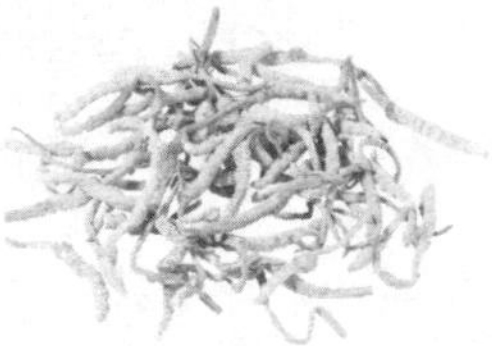

蛹蟲草所含蟲草素、蟲草酸、ＳＯＤ、脂肪、腺嘌呤、氨基酸、生物鹼、麥角甾醇及硒、磷、鉀、鋅等礦物元素，均達到或超過天然冬蟲夏草，其中以蟲草素、蟲草酸、蟲草多糖和ＳＯＤ等多種生物活性物質的藥用價值最顯著。

蟲草酸

蟲草酸又叫甘露醇，占蛹蟲草中的含量爲百分之四點五到五點七間，有抗自由基作用，可以有效擴張血管，降低血壓，能夠顯著降低顱壓，促進機體的新陳代謝，有效緩解腦溢血和腦血栓病症。

蟲草素

屬於具有抗菌活性的核苷類物質，對核多聚腺苷酸聚合酶有很強的抑制作用，是機體內基因遺傳操作的有效物質，能夠操縱基因細胞沿著祖先留下來的遺傳密碼的良性操作進行遺傳，並干擾RNA、DNA的合成，調控異常基因細胞（癌細胞、病細胞）的分裂，可以有效識別、清除和消滅非自身的大分子物，阻止病毒顆粒、癌細胞在細胞內的複製，從而抑制癌細胞的生長，提高自身穩定功能和監視、消除腫瘤細胞功能。同時，蟲草素還能有效降低膽固醇的含量，具有降低血糖和血脂、抑制血小板聚集的良好作用。

蟲草多醣

蟲草多醣是一種半乳甘露聚糖，是國際醫學界公認的機體免疫增強劑，含量在百分之九到百分之十一間，無任何毒副作用，能夠促進淋巴細胞的轉化，提高血清IgG的抗體含量和機體的免疫功能，抵禦致癌物的侵蝕。

SOD

SOD又稱作超氧化物歧化酶，含量是天然蟲草的三倍以上，能夠有效淨化機體血液，增強機體細胞活性，消除機體內的超氧自由基，並抵禦多種血液性疾病的侵襲，調解內分泌，消除老年斑、黃褐斑、青春痘，是很好的抗衰老食物，素有美容專家之美稱。

此外，蛹蟲草中還含有豐富的硒，這種微量元素是人體必不可少的，是谷胱甘肽過氧化酶的活性中心，以硒半胱氨酸的形式連接在酶蛋白的肽鏈上，能夠保護細胞膜的穩定性、通透性，同時刺激免疫球蛋白和抗體的產生，從而增強機體免疫力和抗氧化能力。

蛹蟲草對人體的功能

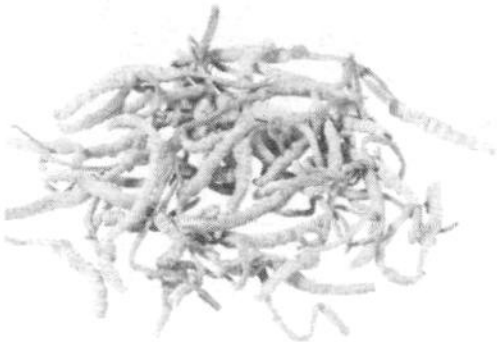

1. 平喘止咳，對肺氣腫、氣管炎有不錯的療效。
2. 壯陽補腎，增強體力、精力，提高大腦記憶力。
3. 明顯降低血糖、尿糖，對糖尿病有很好治療作用。
4. 降低血壓、顱壓，緩解高血壓、冠心病、腦血栓、手足麻木等病症。
5. 抗菌、消炎，抗癌、抑癌，明顯增強機體免疫功能。
6. 潤肌美容，可快速消除斑點。

蛹蟲草與冬蟲夏草相比

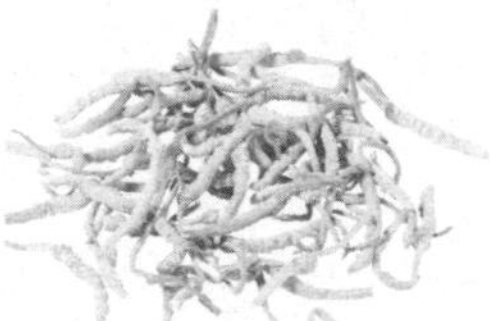

經由分析檢驗，蛹蟲草具有以下幾個冬蟲夏草不能相比的優點：

1. 蛹蟲草屬於蟲草屬的模式種，分佈範圍較爲廣泛，並且已經被世界各國的學者所認識和接受。
2. 蛹蟲草能夠進行人工培殖，而且已在人工條件下育成了完整子座。
3. 蛹蟲草含有大量的蟲草菌素（蟲草素和蟲草多糖），其獨特的藥理作用已日益引起醫藥學界的重視。

蛹蟲草是基因生物食品嗎？

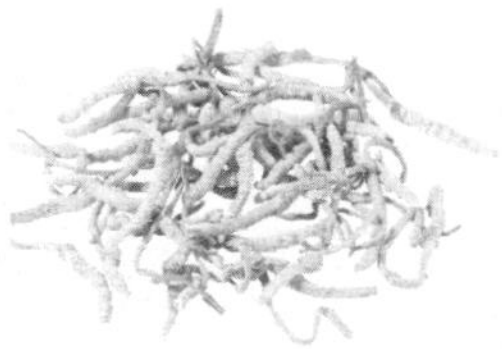

基因工程堪稱分子水平上的遺傳工程，現在主要包括：基因的化學合成與擴增，基因克隆或重組ＤＮＡ技術體內ＤＮＡ突變等，可以說，凡是在基因水平上操作並改變生物遺傳性狀的技術都叫做基因工程。跟細胞工程相比，基因工程具有更強的方向性和目的性。

據最新的科學研究顯示，蛹蟲草所含有的ＳＯＤ酶、蟲草多醣體、有機硒等，能夠有效加強細胞的自身複製能力，屬於細胞工程。而蟲草素、核苷酸則能清除、消滅腫瘤細胞，阻止異常細胞體內複製，干擾ＲＮＡ、ＤＮＡ合成，進入病毒顆粒、癌細胞，使之難以增殖，因此屬於「體內基因操作」的有效因子，是人體的「衛士」。

由上述論述可知，經常食用蛹蟲草，可以通過體內基因操作，有效消除癌症的危害及其它疑難病的發生，從而保證人體的健康。

食用蛹蟲草後會增加排便

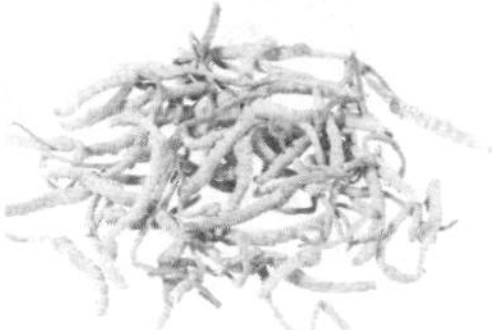

對於單純性肥胖症患者、黃褐斑患者，特別是伴有其他疾病綜合症的患者，在適量服用蛹蟲草後的四到十二小時，往往會出現大小便明顯增多的現象，而且病情越嚴重，反應時間越短。

爲什麼會出現這種狀況呢？專家指出，排便增多現象屬於清理排泄反應，患者並沒有腹痛和疲勞感，屬於一種正常的排毒現象，是清理血液、分解脂肪並排出體外的必然途徑，並非是腹瀉，所以不必擔心。

食用蛹蟲草後的大便呈黑綠色

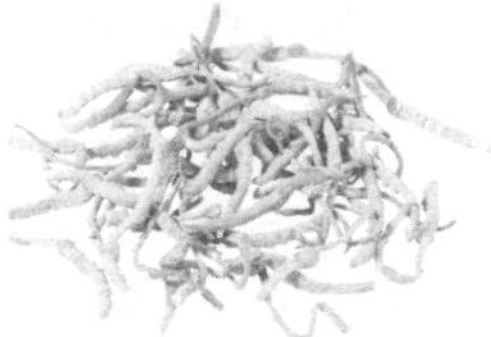

我們都知道，中老年肥胖症、老年斑、黃褐斑或其他嚴重疾病，都是由機體代謝異常所引起的，一般來說，中老年患者的大腸腸壁，特別是橫節腸、升節腸都不能正常有效地蠕動，從而造成了應該排除體外的垃圾滯留在節腸壁上，時間久了便成爲久排不去的宿便。

醫學工作者發現，食用蛹蟲草三至七天內，蛹蟲草的有效成分就會有效調節機體的代謝功能，增強機體的排泄能力，促進體內宿便的快速排出，由於宿便在腸道內的停留時間非常長——有的甚至已經停留了幾年或者幾十年，所以往往呈黑綠色，再加上腸道內的菌群、分泌物異常，宿便還會特別的臭，但這都是服用蛹蟲草後的正常反應，只要稍過一段時間就會恢復正常。

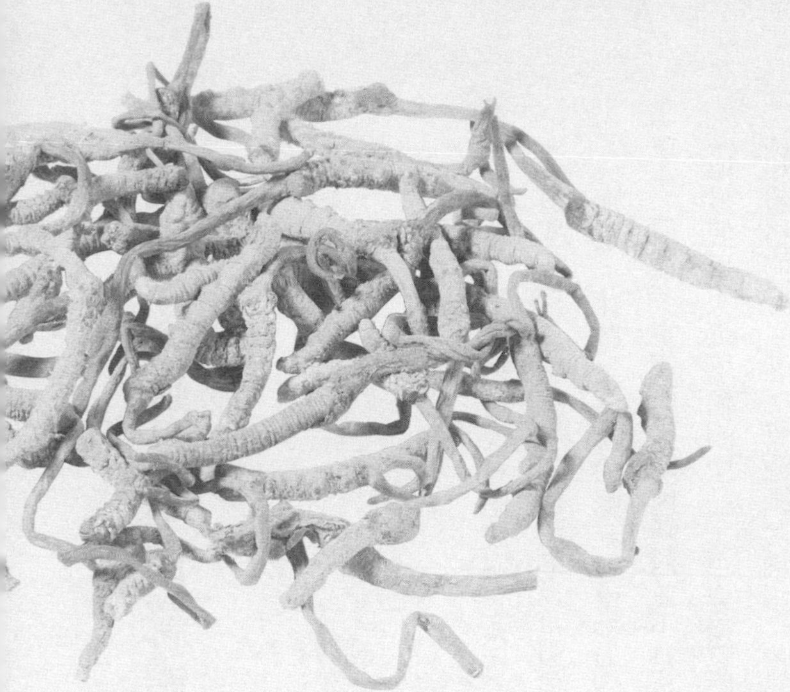

第三章 /

蛹蟲草的人工繁殖

什麼是冬蟲夏草菌絲體

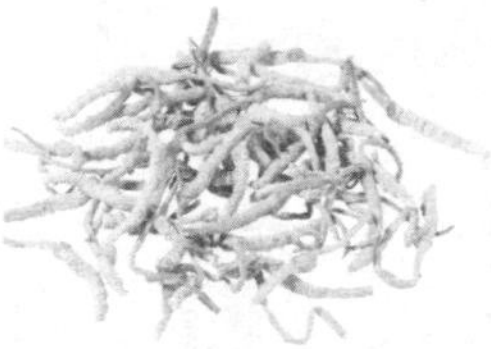

很多人都服用過或者聽說過金水寶、寧心寶、百靈等冬蟲夏草類藥物，事實上，這些藥物並不是用天然冬蟲夏草製成的，而是用菌絲體製成的。

那麼，什麼是菌絲體呢？通常情況下，冬蟲夏草菌絲體是指冬蟲夏草的那棵「草」，但很多藥物所用的菌絲體並不是蟲草的那棵「草」，而是人工培植的產品。之所以使用人工培植的產品，主要還是因爲天然的冬蟲夏草由於生長地理的特殊性和嚴格的寄生性，資源極其稀少，再加上過度的採收，使得野生冬蟲夏草資源更加缺乏，導致天然冬蟲夏草的價格十分昂貴，因此其代用品的出現自然也就成爲必然。

據瞭解，早在三十多年前，很多專家就開始進行冬蟲夏草的人工繁殖和培育工作，並獲得了相當的成果。隨著研究投入的擴大，很多研究部門相繼成功的以人工培植出了冬蟲夏草寄主——蝙蝠蛾昆蟲，但是由於沒有解決蟲與菌的接種等難關，目前還無法大量培育具有天然冬蟲夏草形狀的人工冬蟲夏草。

近年來，有關專家們通過對野生冬蟲夏草菌絲體的分離，提取出了冬蟲夏草眞菌單體，並以其爲基礎提取出了人工發酵的冬蟲夏草菌絲體，這就是我們聽到、看到的冬蟲夏草菌絲體。這種菌絲體具有與野生冬蟲夏草相似的化學成分和功效，但令人遺憾的是，它還不具有野生冬蟲夏草的外部形狀。

冬蟲夏草寄主昆蟲的人工馴養和接種

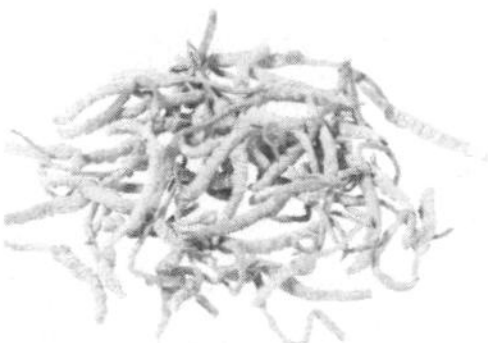

一九八三年，中國的科學家詳盡調查了冬蟲夏草寄主昆蟲的情況，調查資料爲人工繁殖冬蟲夏草的寄主昆蟲提供了科學而豐富的依據：冬蟲夏草菌絲體的寄主昆蟲是屬於磷翅目的蝙蝠蛾幼蟲，此蟲主要生長在海拔三千六百五十公尺至四千兩百五十公尺的高山草地地帶，在冬蟲夏草生長期間，這種地帶的氣候變化多端，常有雨，氣溫在攝氏零度到二十三度，二十釐米深處的土地溫度爲攝氏五度到七點五度，空氣的相對濕度爲百分之五十到七十五，土壤的濕度爲百分之四十到六十，環境是潮濕的。經由對冬蟲夏草寄主昆蟲生活史的觀察，發現幼蟲期是最長的，至少需要兩年的時間才可化爲蛹，而且，幼蟲化蛹的最高峰在七月中

旬，蛹化爲蛾的最高峰在八月初。通常情況下，生活在土壤十釐米深處以內的幼蟲，每年五月下旬開始逐漸變成蛹，出生於六到七月下旬爲黑色斑塊。雄蛾的活動力強，平均壽命爲七十二小時，但一生只能交尾一次；雌蛾的活動力弱，平均壽命在一百小時左右，一生可交尾一到兩次，集中產卵。一般來說，每年的六到七月份，雌蛾產卵於土表面，大約兩個月後，卵化爲蟲並鑽入土中。在隨後的兩年時間裡，幼蟲需要進行五到六次的脫皮後才算成熟。在這種昆蟲生存期間，部分飛鳥和細菌、放線菌類等是其主要的天敵。

冬蟲夏草的半人工栽培，是指在冬蟲夏草產區建立野外的飼養室，在冬蟲夏草寄主昆蟲所食用植物的環境中，人工製成面積較大的塑膠棚，使此類植物大量繁殖，以便人爲的控制、觀察其生長繁殖情況，對搜集和擴充此類昆蟲的來源也極爲有利。

寄主昆蟲在化蛹和羽化時，所需要的空氣相對濕度爲百分之三十，所需要的土壤含水量爲百分之四十到六十。對於飼養昆蟲所需要的食物，除了讓其自己尋求之外，還可採用人工配製的各種飼養料，以保證有充足的寄主昆蟲幼體讓冬蟲夏草菌感染。

人工接種冬蟲夏草菌時，先將冬蟲夏草的子囊孢子製成濃度較高的孢子懸浮液，然後利用微型施霧裝置將子囊孢子噴灑在寄主蟲身上，以便獲得較爲廣泛的感染機會。同時還要在幼蟲的食物中混入冬蟲夏草菌絲體，以增大幼蟲感染的機會。一般情況下，如果幼蟲感染冬蟲夏草菌，外殼會在數天後出現極爲明顯的退色現象——由深灰色轉爲淺黃，而且感染冬蟲夏草菌的幼蟲動作逐漸遲緩，最終會因全身佈滿灰白色的菌絲而死亡。

人工種植蛹蟲草的程式

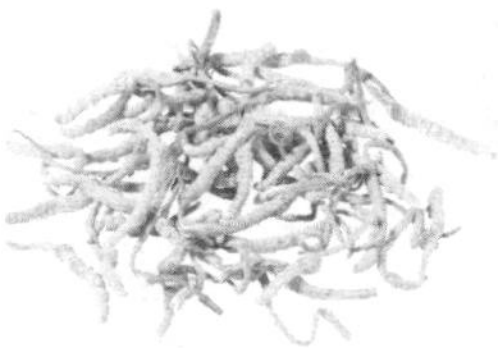

懸浮液的製作

配方：維生素B十五片，葡萄糖二十克（粉狀），黃豆粉十克，磷酸二氫鉀三克，硫酸鎂零點四克，食鹽零點三克，味精零點一克，水一千毫升。

製法：維生素、葡萄糖、黃豆粉、磷酸二氫鉀、硫酸鎂、食鹽、味精和水放到鍋中，用旺火煮沸，約十分鐘後，將煮好的液體倒入時筒或量杯內

（如果液體不足一千毫升，可用清水補足）沉澱十分鐘，然後將上面的清液裝入鹽水瓶或葡萄糖瓶中（分量爲整瓶體積的百分之七十），瓶口用棉塞等塞緊。

滅菌

將裝有懸浮液的容器放入小高壓鍋內，蓋緊鍋蓋，放到火上加熱（注意，火力應逐漸加大），當氣壓錶指針升到每平方釐米零點五公斤時，應打開排氣閥排放鍋內空氣，待空氣放盡壓力降到常壓後，關上排氣閥重新升溫，當氣壓錶指標達到每平方釐米一點五公斤時，保持四十分鐘，然後將高壓鍋離爐，讓其自然冷卻，待壓力錶指針回落到零時，打開放氣閥，排淨殘留蒸氣，最後取出已經滅菌完成的懸浮液瓶。

如果是用常壓鍋滅菌，可將懸浮液的容器放在鍋內，用旺火燒開，通常情況下，連續燒開八小時即可徹底滅菌，可先燒開滅菌三小時，稍後再滅菌三小時，最後滅菌兩小時。

接種

把經過滅菌的懸浮液、蟲草母種火柴、接種鉤、酒精燈放到接種箱內，然後再放入盛有三十克高錳酸鉀與二十克甲醛混在一起的瓷碗，迅速關閉接種箱門，大約六秒鐘左右，甲醛溶液就會沸騰揮發，由於高錳酸鉀屬於強化劑，當它與甲醛作用時，便會發生氧化反應並由此產生熱量，而這部分熱量則會使其餘的甲醛揮發為氣體。大約四十分鐘後，用百分之七十五的酒精棉球將手擦拭一遍，然後將手伸進接種箱，點燃酒精燈，將裝有蟲草母種的試管口的棉塞在酒精燈上燒一下滅菌（主要是殺滅棉塞上的雜菌），撥出棉塞，然後將在酒精燈上燒過兩遍的接種鉤伸進試管，取試管內的母種，並將帶有少許培養基的白色絲菌迅速接入懸浮液中，塞緊棉塞，接種即算完成。

培養

將完成接種的懸浮液放在黑暗的房間內，室內溫度在攝氏十五度到二十度之間，培養五到七天即可發現瓶內的懸浮液表面佈滿白色菌絲，此時可用手搖晃瓶體，以便使瓶中的菌絲與液體混合均勻。

接種

用消毒後的接種鉤鉤出懸浮液表層的蟲草菌塊（否則菌塊容易塞住噴霧器的噴口），然後將懸浮液裝入已經消毒的噴霧器中，噴灑蟲體，隔天可再次噴灑。

用二齡幼蟲栽培蛹蟲草

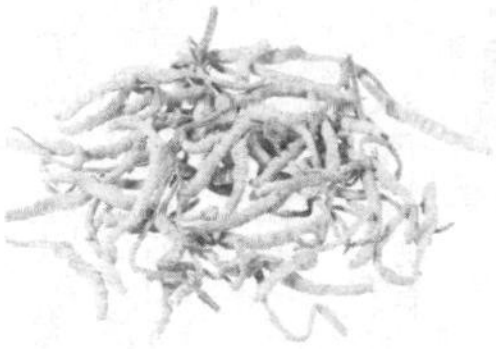

昆蟲的飼養

在蛹蟲草的人工培植過程中，昆蟲的飼養是一大難點，目前，培植蛹蟲草的主要途徑是利用蠶的二齡幼蟲（剛出生的幼蟲稱爲一齡幼蟲，一齡幼蟲經過蛻皮後即爲二齡幼蟲）或蠶蛹，也就是飼養桑蠶，將蟲草菌絲體感染蠶的二齡幼蟲或蠶蛹，從而培植出蛹蟲草子實體。

一般情況下，培植蛹蟲草需要選用二齡蟲，由於種植蛹蟲草是用蠶蟲體，所以，桑蠶、柞蠶等任何種蠶均可栽培蛹蟲草，如果選用桑蠶，以體長三至五釐米，粗八至十一毫米爲佳，蟲體過小，菌絲就得不到足夠的營養，營養不良就會導致子座過小，從而影響產量；蟲體過大則容易使菌絲老化，不易形成子座。

二齡蠶可向養蠶戶購買，如果是自己飼養蠶，從蠶卵到二齡幼蠶大約需要十五天的時間，待蠶蟲長到約三至五釐米長、八至十一毫米粗時即可接種，接種後培養出來的蛹蟲草體大，質量高。

溫室和設備

人工栽培蛹蟲草需要在室內進行，這樣便於調節溫度和濕度，房間內設有多層木架，而且每層木架上都是活底無蓋的木框（用木板製成二尺長、二尺寬、〇．五尺高的無底無蓋木框，木框的底部用小木條墊住，木條的間隔爲三吋），每個木框的框板間用活頁連接，以便於散開木框採收蛹蟲草。此爲，木框的大小沒有尺寸規定，可根據需要隨意製作。

蠶土製作

蛹蟲草寄主通常會自己鑽入土中，但蠶蟲卻不一樣，它在感染菌種後不會自己鑽入土中，需要人工覆土、培養，才能長出子座，因此，需要準備好培養蛹蟲草的土。通常情況下，可將百分之五十地面一尺以下的無污染土，以及百分之五十的細黃沙混在一起，攪搓均勻疏鬆。土壤的酸鹼值要求爲六至七，土壤濕度爲百分之五十到六十（用手能握成團，從一公尺高處掉下來能散開，即濕度爲百分之六十）。

土壤是需要消毒的，一般的消毒方法是將鬆散的沙土堆積成圓錐形，中間打個洞，放個容器，如瓷碗等，迅速往容器內放入三十克高錳酸鉀和二十克甲醛，並用塑膠布將土堆蓋嚴，四周還要用土壓住，大約氣化滅菌一小時即可（此爲五十公斤沙土所需殺菌藥）。

蠶土使用

在木框裡鋪上塑膠布（塑膠布大於木框），然後放入滅過菌的土，土要平整、鬆散，不准壓實，厚度約為木框高度的一半。

接種

將適量的二齡幼蟲或蠶蛹放到木框裡的土上，然後用裝有懸浮液的小型噴霧器，將懸浮液噴灑在二齡幼蟲或蠶蛹身上。為了提高接種的成功率，每隔三小時噴一次，最好噴三次，每次噴過之後都要用塑膠布蓋上，同時需要注意幼蟲爬出木框，還要防止螞蟻、蜘蛛、老鼠的破壞。然後用滅過菌的土將蟲蓋住（覆蓋一公分厚），並用塑膠布覆蓋紮緊，以便保濕、保溫，防止雜菌的侵入。

培養與管理

剛接種完畢的蠶蟲應放在培養室中，培養室內必須黑暗，避免陽光直射（溫度、濕度是蛹蟲草成功的關鍵）。

接種後的三十到四十天，幼蟲必須放在黑暗處培養，溫度在攝氏二十二度到二十五度，濕度自然，地面保持清潔。在這段時間內，不要打開木框上面的塑膠布，防止幼蟲感染雜菌，造成培植失敗。

大約四十五天後，如果能看到木框裡的土上面長滿白色菌絲，就表示幼蟲已感染蛹蟲草菌絲，到了長草的時候，就要把塑膠布拿開，將木框單擺在木架上，溫度控制在攝氏二十五度到三十度，濕度百分之七十到八十（每天用噴霧器向木框裡面的土上噴霧水二到三次），同時還要經常打開門窗通風，以增加氧氣，子座就會長出，大約十天左右，子座就會長到十到十二釐米長、一點五到四毫米粗的棍棒狀，且爲黑色，培植便宣告成功。

採收

將木框底部的木條去掉，拆開木框，用小刀從四周細心的連蟲帶草一起挖出即可。需要注意的是，操作時要特別小心，不要將子座與蟲體弄斷。

加工

將採挖出來的蛹蟲草放到清水中洗淨，待其表面水份稍乾後，噴灑適量的黃酒（藥用酒）令其軟化後，放在陽光下曬乾，再用塑膠袋密封即可。

蠶蛹栽培蛹蟲草

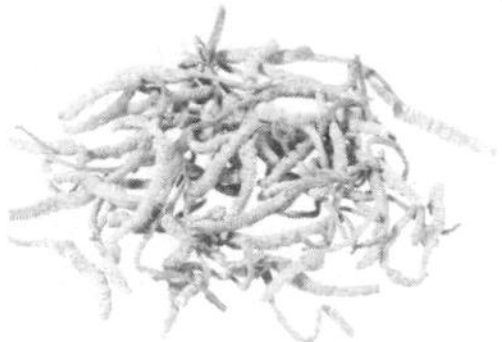

生產液體蟲草菌種或懸浮液

提前生產液體蟲草菌種或懸浮液，生產好後，如果發現液體表面出現綠色（是綠黴菌或青黴菌產生的孢子）、黑色（是毛黴產生孢子）和黃色（是黃麴黴菌產生的孢子，由黃色顆粒狀孢子組成，應與懸浮液的黃色加以區分），就表示懸浮液（液體菌種）被雜菌或細菌感染，已不能使用，應淘汰後重新生產懸浮液或液體菌種。

通常情況下，單細胞微生物可分爲兩種——「酵母菌」和「細菌」，肉眼是看不到的，如果液體菌種或懸浮液感染這兩種微生物，在培養五到七天時，顏色就會發生改變，並變得非常混濁。

加工蠶蛹

製作好懸浮液或液體菌種後，將乾蠶蛹用濃度爲百分之一點五的石灰水浸泡二十四個小時，或者把乾蠶蛹用濃度爲百分之一的石灰水在鍋內煮沸二十分鐘，然後用自來水沖洗乾淨，檢測蠶蛹的酸鹼值在八點五到九之間時，將其放在陽光下曬乾表面的水珠，待蠶蛹表面無水珠時即可使用。如果選用的是鮮蠶蛹，可將蠶蛹放到濃度爲百分之一點五的石灰水中浸泡一小時後撈出洗淨，放在陽光下，將蠶蛹表面的水珠曬乾即可。

調製沙土

沙土的調製也是比較複雜的，一般將百分之五十的菜園土（地面一尺以下的無污染土）和百分之五十的細黃沙混在一起後攪搓均勻。土壤的酸鹼值要求爲六到七，土壤濕度爲百分之五十到六十，如果用手能握成團，從一公尺高處掉下來能散開，就代表濕度合適。把土壤混合好後，就需要消毒了，通常將鬆散的沙土堆積成圓錐形，中間打個洞，放個容器（瓷碗等），迅速往容器內放入三十克高錳酸鉀和二十克甲醛，並用塑膠布將土堆蓋嚴，四周要用土壓住，大約氣化滅菌一小時即可（此爲五十公斤沙土所需殺菌藥）。

消毒栽培室

栽培蛹蟲草的房間也是需要消毒的，通常情況下，消毒的前一天就應該將門窗封閉，第二天用百分之零點五的高錳酸鉀或來蘇兒等消毒藥噴灑栽培室，等到栽培蟲草時，地面上還應撒一層乾石灰粉。

栽培

栽培是非常重要的，需要在地面鋪一層寬一公尺，適量長的塑膠布，塑膠布上灑二至四釐米厚，消毒過的沙土，沙土要平整、疏鬆，厚度均勻，然後將處理好的蠶蛹一個個橫著擺在沙土上面，間距約爲一釐米。擺好蠶蛹後，將液體菌種或懸浮液倒入消毒後的碗裡，用消毒後的毛刷子將懸浮液或液體菌種均勻地刷在蠶蛹身上，然後在蠶蛹上覆蓋一層沙土（厚約一釐米），已蓋住蠶蛹爲宜，然後在沙土上面覆蓋塑膠布（塑膠布應寬於一公尺），最後在塑膠布四周壓上石頭，以免塑膠布被風掀開，但絕不能將塑膠布的四周都用土圍上，否則會使菌絲因得不到氧氣而無法生長。

培養

蠶蛹接種完成之後，需要將其環境溫度控制在攝氏十度到二十度內進行培養，而且室內應黑暗，不能被陽光直射。在蛹蟲草的培養過程中，應注意各種雜菌、細菌的感染，禁止沒有消毒者的進入，特別是在栽培後四十到六十天內，應盡可能減少人員進入栽培室的次數，因爲空氣、人體的衣服上和腳上等地方附帶著各種雜菌、細菌，當人進入栽培室時，這些雜菌、細菌就會落在室內，進而影響蛹蟲草的栽培。大約六十天後，蟲草菌應已感染蛹蟲體，此時可隨意進入栽培室，並能看到土上面長出白色菌絲，這時可揭去塑膠布，並且每天在沙土上噴二到三次霧水，以保持土壤的濕潤。室內的地面和牆上也要經常噴水，以保持室內空氣的濕度，約十天左右，子座便會從土裡長出，並長成十到十二釐米長、一點五到四毫米粗的黑色棍棒，此時，用蟲草的培植宣告成功。

採收

用小刀等輕輕去除蟲草周圍的沙土，將蛹蟲草完整地挖出。

加工

將挖出來的蛹蟲草放到清水中洗淨，待其表面水份稍乾後，噴灑適量的黃酒（藥用酒）後，放到陽光下曬乾，再用塑膠袋密封即可。

用稻米栽培蛹蟲草子實體

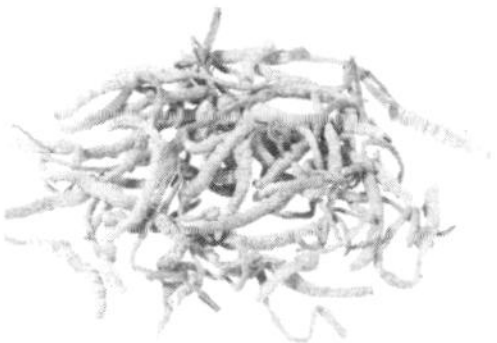

在本地無蠶，也無錢購買蠶蛹的狀況下，用稻米做培養基也能生產出蟲草子座（只能生產出子座）。

製作培養基

將十克葡萄糖、十克蛋白腖（peptone）、十克蠶蛹粉、一克檸檬酸氨、一克硫酸鎂和五片維生素B_1全部放到一千毫升的水中，充分攪拌使其溶化，然後分裝於十個乾淨的瓶子裡，接著在每瓶中加入五十克生米，並用高壓聚丙稀薄膜密封。

培養基滅菌

將培養基瓶放在高壓鍋中，升溫火力逐漸加大（鍋內溫度升高過快容易引起瓶子炸裂）。當鍋內壓力達到每平方釐米零點五公斤時，即打開排氣閥排放冷氣，待冷氣排淨後，關上排氣閥重新升溫，待鍋內壓力達到每平方釐米一點二公斤時，保持一到一個半小時即可完全滅菌。滅菌後，最好讓鍋子自然冷卻，防止放氣過猛造成瓶子破裂，當壓力錶的指針降到零時，打開放氣閥排出殘留蒸氣後，再取出培養基瓶。

接種箱滅菌

滅菌後的培養基瓶及所需用具放到接種箱，然後對接種箱進行全面消毒，以殺死接種箱內的雜菌。通常情況下，接種箱的消毒方法有兩種：

(1)紫外線燈照射：紫外線滅菌是很好的方法，可殺滅接種箱內空氣及工作臺面的細菌。通常情況下，可用紫外線燈照射接種箱，照射距離不宜超過一點二公尺，爲了增強滅菌的效果，可在開燈前，先灑濃度爲百分之五的石灰酸溶液或百分之二到三的來蘇兒溶液，然後用紫外線燈照射半小時左右，再等半小時即可接種（紫外線對人身有傷害，所以不能直視，也不能在紫外線燈的照射下工作）。

(2)甲醛、高錳酸鉀薰蒸：

將三十克高錳酸鉀和二十克甲醛一同放到瓷碗內，再將瓷碗放入接種箱中，迅速關閉接種箱的門。幾秒鐘後，甲醛溶液就會沸騰揮發，高錳酸鉀作爲強化劑，能夠加速甲醛的揮發，大約半小時後，消毒即算完成。

接種方法

將菌種試管固定在自製的架子上，試管平放，酒精燈放在試管口的下方，火焰對準試管口，在火焰上方撥去試管棉塞，將接種針放在酒精火焰上消毒，等到接種針冷卻後，用其截取試管內的母種（連培養基），並將母種移入米飯培養基瓶內，然後迅速將瓶口封好。

培養

培養室需要用甲醛、高錳酸鉀薰蒸一次，也可用硫磺薰蒸（每立方米約使用十五克）十二小時，然後才能把接種的培養基放到培養室培養。培養室應注意通風散熱，如果室內過乾，可用噴霧器灑地面和牆壁，如果室內溫度過高，可用風機降溫，灑水也能夠降溫。培養室內不能增加光照，只可用自然光，而且還不能直接照射。控制好培養的環境，大約三十天即可長出菌絲，隨後即可長出子實體原基，四十五到六十天，子實體即可成熟。

在子實體的形成期和生長期，要適當鬆緊一下瓶口的薄膜，並加強通風，保持室內有新鮮的空氣，而且空氣的相對濕度應控制到百分八十五到九十，溫度控制在攝氏二十五度左右，以促進子實體的形成和生長。當子實體出現萎縮時，就表示不再生長，應當採收。

培養期間的管理

(1)發菌階段的管理

在菌絲生長階段，最主要就是防止雜菌污染，如果發現培養基上有雜菌，就應連同瓶子一起放到接種箱內滅菌，滅菌後患處還要用百分之七十五酒精或百分之二的甲醛溶液進行消毒，防止雜菌繁殖擴展。在菌絲生長階段的，所需水分雖然主要來自培養基，與室內的空氣濕度沒有直接關係，但室內空氣濕度還是應該控制在百分之六十，過乾不利於菌絲生長，過濕容易生長雜菌。

(2)子實體生長階段的管理

子實體剛剛長出時，是形如小米粒狀的桔黃菌蕾，大約一周後，菌蕾就會逐漸伸長，最終形成下粗上細的桔黃色棒狀子座，成熟時頂端會日益膨大。

採收

子座成熟後，去掉封口薄膜，將子座連同培養基一同取出，從子座根部剪斷即可。

加工

將子座洗淨晾乾或烘乾，待其水分低於百分之三時，可用薄膜密封包存，但應定期加以晾曬。

人工栽培的注意事項

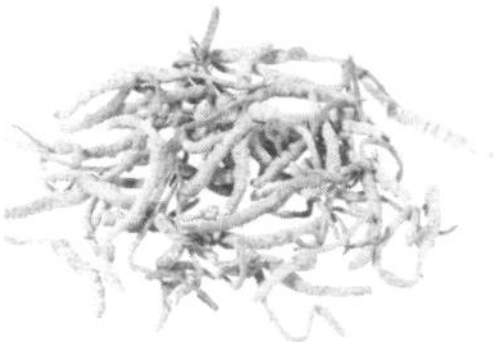

近年來，隨著對蛹蟲草需求量的急劇增大，人工栽培蛹蟲草成爲一種趨勢，但是，完全人工栽培的難度很大，實施前應當注意以下幾點：

菌種

菌種最好是來自自然界的蛹蟲草，而且還應該是按常規進行分離培養而取得。根據研究，在蟲草菌有性型發生過程中，爲滿足寄主昆蟲體內複雜的生理變化所要求的水分，需要保持一定的濕度。而且，由於溫度與濕度有一定的相關性，在保證一定濕度的情況下，溫度變化緩慢或較爲恆定是不利於抽出子實體的，所以，菌種的培養必須經過低溫和變溫處理。

繁殖蝙蝠蛾技術

科學家們經由蝙蝠蛾人工飼養的長期研究發現，即使在恆溫條件下，而且還是在處理好各蟲態的具體操作及飼料、飼養環境的情況下，繁殖蝙蝠蛾的整個過程也需要兩百三十到五百七十天。這表示繁殖蝙蝠蛾的條件極爲苛刻，繁殖時應當特別注意。

侵染途徑

蛹蟲草是蟲草菌孢子侵染幼蟲致死，並長出子實體。根據觀察，蟲草菌孢子侵染四～五齡幼蟲的成功率最高，老熟幼蟲往往很少感染，而三齡以下的幼蟲不會被感染。這說明侵染時機非常重要，而把握起來則是很難的。在侵染問題上，人工培育昆蟲的條件越好，蟲體就會過於強壯，其抗菌力也會越強，感染難度就會增加。反之，條件差，很容易導致蟲草菌侵入幼蟲身體後引起死亡，所以，人工栽培蛹蟲草需要注意繁殖寄主幼蟲。

摹擬產地的生態環境

蛹蟲草生長於海拔三千五百公尺到五千公尺左右的高山上，這說明其生長環境具有一定的特殊性，如果人工繁殖，繁殖場所的溫度、濕度、光照、土壤、植被等條件就應當盡量接近蛹蟲草的自然生長環境，而這對於一般人來講，往往是很難做到的，因此，很難種出蛹蟲草，更不可能在很短的時間內有較大的成功。即使成功，往往也只是蛹蟲草的菌絲培養或蛹蟲草的同屬培養，而非眞正的蛹蟲草。

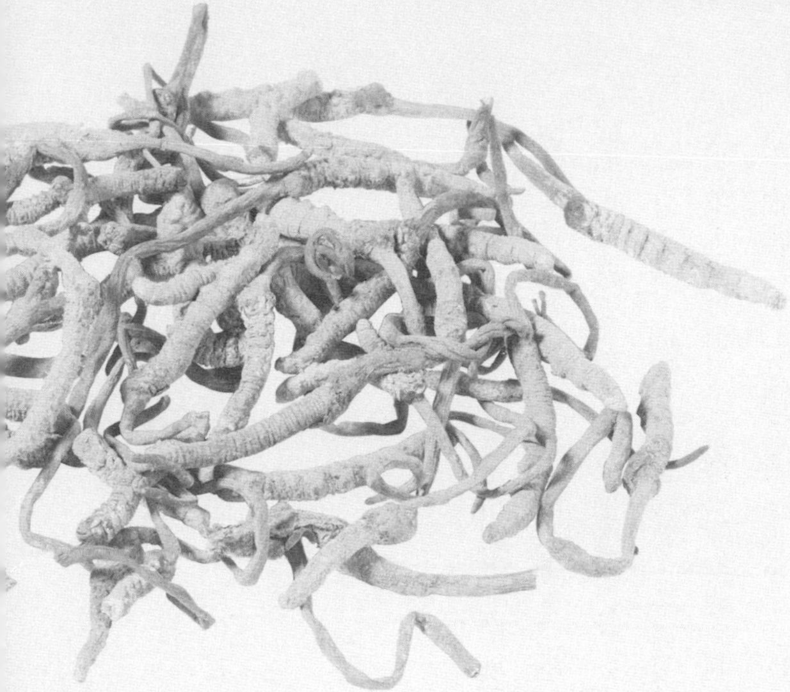

第四章 /

瞭解全面辨眞僞

什麼是野生蟲草？

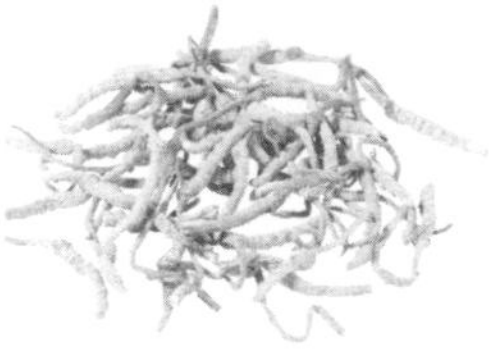

所謂野生蟲草，就是指在自然環境下孕育而成的蟲草，也就是說，冬蟲夏草菌的菌絲體經由各種途徑浸染寄主昆蟲，並以昆蟲的肉體爲營養來源，從而發育成熟，形成子實體，最終從蟲體內長出，而蟲體殼與子實體依然連在一起。

野生蟲草的形成非常複雜：冬蟲夏草的菌絲是一種子囊菌，菌體成熟後會形成許多子囊孢子。子囊孢子能夠隨風飄散，當其落在昆蟲幼體上或落在葉子、枝莖上而被昆蟲的幼蟲吞食，由於孢子的生命力很強，當幼蟲有非常適合菌絲生長的條件，孢子便會在幼蟲體內萌發而形成菌絲體，菌絲體不斷發育，並向蟲體體內蔓延，於是昆蟲就被這種冬蟲夏草眞菌感染。菌絲體不斷生長，不斷分解蟲體組織，最終便將昆蟲致於死地。

受感染的昆蟲以蟲體過冬，菌絲體生長很快，所以蟲體死亡時會保持蟲體原樣。冬蟲夏草菌菌絲體將昆蟲體內的物質徹底分解後，菌絲體就會從營養生長轉為生殖生長，進入生殖生長的菌絲會發生扭結，並從蟲體的頭部、胸部等部位伸出，從而形成子實體。子實體頂端長有子囊殼，殼內有很多冬蟲夏草菌孢子。當子囊成熟殼裂後，孢子就會進入自然界中，從而進行新一輪侵佔幼蟲的行動。

冬蟲夏草菌有很多種，比如冬蟲夏草、蛹蟲草、新疆蟲草、下垂蟲草、江西蟲草、四川蟲草、尖頭蟲草、分枝蟲草、涼山蟲草、大塔頂蟲草、多殼蟲草、柔柄蟲草、藿克蟲草、亞香棒蟲草、金龜子蟲草、球頭蟲草、螳螂蟲草、柄殼蟲草、沫蟬蟲草等幾十個品種。雖然冬蟲夏草菌的品種很多，但眞正能夠同時具有保健和藥用療效的卻不多。目前，被證明同時具有藥用和保健效果的優良品種只有中國西藏、青海等地產的冬蟲夏草，以及東北地區產的蛹蟲草。

什麼是人工蟲草？

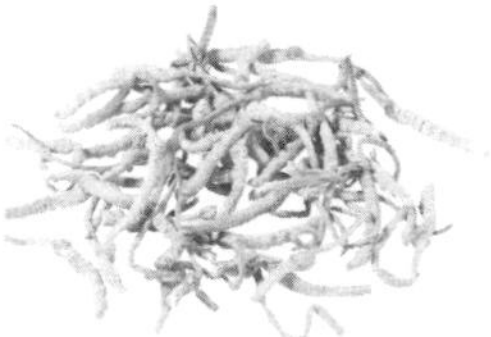

顧名思義，人工蟲草就是採用人工方法生產出的冬蟲夏草眞菌。衆所周知，蘑菇、黑木耳、白木耳、香菇等，原本都是野生眞菌，如今經常食用的是經過人工培養的品種。特別是具有保健滋補作用的人參、靈芝、天麻等名貴藥材，天然野生的已經很少見，人們常見的都是人工栽培的。

冬蟲夏草是很難人工培育的，大約在一九七九年，中國青海大學牧科院就開始了有關冬蟲夏草的研究，並率先分離出冬蟲夏草眞菌，並在實驗室中完成了蟲草菌的培養全過程。有一則具爭議的報導指出，一九九六年，養蟲技術難關被突破，並以人工培養出全世界第一株冬蟲夏草。不論此報導的眞僞如何，我們可以確知的是，人工培育冬蟲夏草的成本非常高。

目前，雖然完整形態的人工蟲草沒有培植成功，但卻人工培植出了蛹蟲草，而且，不但能在蛹體上接種蛹蟲草菌，從而培育出帶蛹體的蛹蟲草，還能在人工培養基上培植出蛹蟲草子實體，從而實現大規模生產：將天然蛹蟲草菌進行採集、分離、純化，從而得到蛹蟲草菌種，然後進行繁殖擴大，並將菌種接種在培養基上，爲菌種提供特定的光照、溫度、水分和空氣等環境條件，從而滿足菌絲發育與生長需要，最終得到成熟的蛹蟲草子實體。

如今市場上標明含有冬蟲夏草的各類產品，大多都是採用人工培植的蛹蟲草子實體或菌絲體爲原料加工而成的。

中國有哪些冬蟲夏草品種？

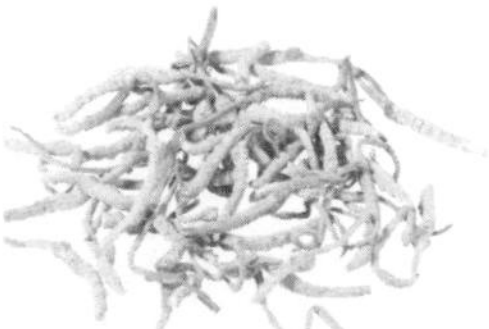

中國的冬蟲夏草品種很多，至於究竟有多少品種，各種文獻的記載均不相同。總的來說，作爲將冬蟲夏草藥用最早的國家，所擁有的冬蟲夏草種類雖繁多，但最著名的只有兩種：冬蟲夏草菌和蛹蟲草菌。

冬蟲夏草菌即冬蟲夏草，主要產於中國的青海、西藏、雲南、四川、甘肅等高山草原地區，其中以青海、西藏的冬蟲夏草菌最有名，質量也最好。

蛹蟲草菌即蛹蟲草，又稱爲「北冬蟲夏草」，主要產於中國東北的高山草原地區。目前，只有蛹蟲草菌的子實體能夠人工大量培養，而且所含主要成分、含量、功效都與天然的子實體相仿，所以蛹蟲草菌的應用範圍非常廣泛，市場上出售的冬蟲夏草多爲蛹蟲草菌。

野生蛹蟲草與人工蛹蟲草的不同？

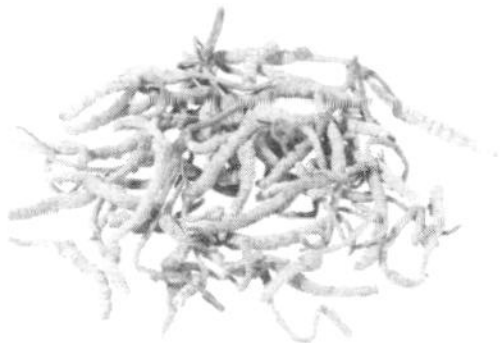

生長環境不同

野生蛹蟲草菌生長在自然環境中，這種自然環境是特定的，比如溫度、濕度、氣壓等，這些都不是隨心所欲的。人工蛹蟲草的生長環境是人爲的，是根據野生蛹蟲草生長所需的環境而設定，可以說，人爲環境比自然環境更優裕，也更適合蟲草菌的生長，其產量也更高。

生產週期不同

自然環境影響是比較惡劣的，所以野生蛹蟲草的生長週期較長，通常爲二至三年。人工蛹蟲草菌的生長環境很優裕，自然環境不會對其造成影響，其生長週期也較短，通常兩個月就可培植一批。

形狀不同

野生蛹蟲草是蟲體或蛹體（蟲的部分）與子實體（草的部分）合二爲一的整體。人工蛹蟲草只是蟲草菌的子實體（草的部分），其外觀與野生蛹蟲草有很大區別。

營養載體不同

野生蛹蟲草是以自然的蟲體爲營養基礎，人工蛹蟲草是以人工營養爲基礎。雖然營養載體不同，但並不影響蛹蟲草菌最終物質的形成，其中的關鍵就是人工提供的營養成分、比例、形態等條件，是否符合蛹蟲草菌的生長需要。

功效不同

野生蛹蟲草是依託自然環境和自然蟲體的營養發育而成，而人工蛹蟲草的環境和蟲體雖然與自然環境和自然蟲體很接近，但畢竟有所不同，再加上野生蛹蟲草與人工蛹蟲草的生長週期不同，兩者所含的成分雖然相當，但功效仍有差別。

對環境影響不同

野生蛹蟲草菌在自然環境中非常緩慢的生長，根本無法符合市場需求，於是，大量採摘野生蛹蟲草便會破壞自然植被，同時也會破壞自然環境和資源。人工蛹蟲草在室內培植，不會破壞自然植被、自然環境和資源。

野生蛹蟲草與人工蛹蟲草成分的研究比較

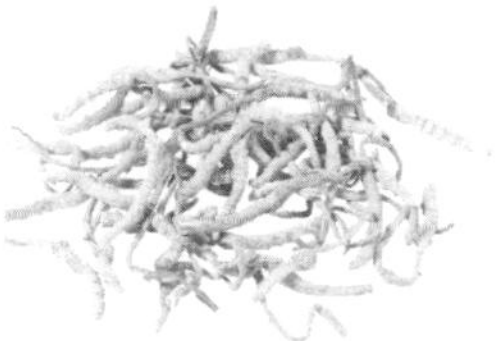

1. 人工蛹蟲草與野生蛹蟲草無論在化學成分、藥理作用及臨床療效等方面都非常相似，但其毒性卻小於野生蛹蟲草。
2. 人工蛹蟲草菌絲體中的氨基酸種類與野生蛹蟲草生藥所含成分相同，氨基酸總量和必需氨基酸總量明顯高於野生蛹蟲草。
3. 野生蛹蟲草與人工蛹蟲草在無機元素的組分與含量分佈趨勢上基本一致。

蛹蟲草的辨識

蛹蟲草是一種極爲名貴的中藥材，而且生長十分奇特：蟲草眞菌感染蝙蝠蛾幼蟲，使其得病、僵化、死亡，並於第二年春夏時節，自幼蟲頭部生出草莖，因而屬於蟲菌複合體。

蛹蟲草的外形好像蟲子的頭部長了草莖（子座）。草莖爲褐黑色，長約二至八釐米；蟲體爲紅棕色或深褐色，長約三至六釐米，直徑約零點三到零點七釐米，表面有較爲密集的環紋，體下有八對足，中間的四對足比較明顯，質地較脆，容易折斷，斷面多爲乳白色或黃白色，纖維狀，能散發出與草菇、香菇相似的香氣，入口有粘性，味淡或微甜。

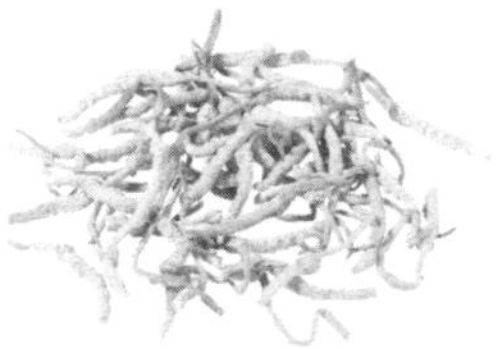

如果草莖與蟲體分離，蟲體沒有足或足少於三對，足部的棕褐色細毛非常密，質硬、嚼之異味（多爲麵粉味或石膏味），就表示其是僞品。

蛹蟲草的辨別

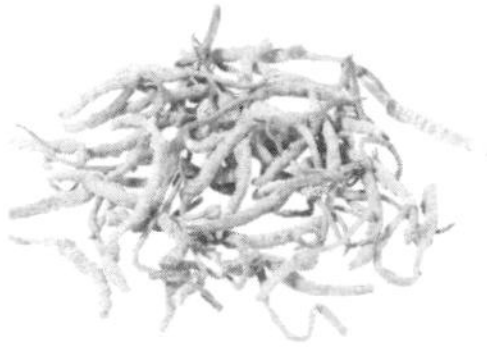

蛹蟲草是名貴的中藥材，對人體健康很有好處，但是由於其價位非常高，導致有些投機者爲牟取非法利潤而造假，用涼山蟲草、分枝蟲草和地蠶（Stachya geobombycis，唇行科植物，取白色地下莖，許多餐廳常用以入菜，菜市場也有販賣）等冒充蛹蟲草，從而導致市場上出現衆多的假冬蟲夏草。此外，即使蛹蟲草是眞的，也往往有品質好壞之分。因此，在購買蛹蟲草時，要注意對眞假蛹蟲草的識別。那麼，怎樣才能選購到質量好的蛹蟲草呢？專家認爲，想要選購品質上乘的蛹蟲草，除了把握住「蟲長、草短、體實」三個要點外，還應從以下幾個方面加以辨別：

1. 形體如蠶，長約三至五釐米，粗約零點三到零點八釐米。假的蛹蟲草（包括豆粉等製成的蟲草），形體都比較粗大，如果是地蠶，便呈棱形或長棱形，略彎曲。

2. 眞蛹蟲草聞起來有種草菇的香氣，放到嘴中會感覺到有腥味。假蛹蟲草沒有草菇的香氣，腥味也比較特別。

3. 眞蛹蟲草的外表呈黃棕色或土黃色，「蟲」部分表面呈黃棕色或深黃色；「草」部分呈枯樹枝的顏色；此外，將蟲體折斷後，其斷面爲乳白色，而且大部分的斷面中心伴有黑色半圓形或V形。

4. 涼山蟲草的外表呈棕褐色，折斷面的顏色略黃；地蠶的外表呈灰黑色或淡黃色；分枝蟲草的外表呈黃綠色，放到水中後呈黑褐色或黃褐色；麵粉或豆粉製成的蟲草，外表多爲棕紅色。

5. 蛹蟲草的環紋較爲粗糙且明顯，近頭部環紋較細，總共有二十至三十條環紋；涼山蟲草的環紋衆多；地蠶只有二至十一個根痕環節。

6. 蛹蟲草全身有足八對，近頭部有三對，中部有四對，近尾部有一對，以中部四對最爲明顯；涼山蟲草有就九至十對足，其他蟲草沒有太明顯的足。

7. 蛹蟲草頭部的子實體爲圓柱形，深棕色，長約四至八釐米，粗約零點三釐米，表面有非常細小的縱向皺紋，頂部稍膨大；分枝蟲草頭部的子實體爲黑褐色，有一到三個分枝，柄細且多彎曲，濕潤後容易剝離；涼山蟲草頭部的子實體較長，比蟲體長出很多；面和豆粉製成的蟲草頭部的子實體沒有細小的縱向皺紋。

8. 蛹蟲草用開水浸泡後，蟲體會變得膨大而軟，菌座顏色加重並成爲黑褐色，蟲體和菌座緊相連，不脫落，而浸液則微有臭味；假蛹蟲草用開水浸泡十分鐘後，會慢慢顯出原形，黃色開胎脫落，假菌座也開始脫落，與蟲體分開。蟲體有的變成植物根莖、地蠶，有的變成僵蠶體，菌座慢慢變成類白色的黃花菜，黑褐色的顏色完全退掉，浸泡的開水漸漸變成淺黑色，微有黏性。

經外形判斷蛹蟲草的內在品質

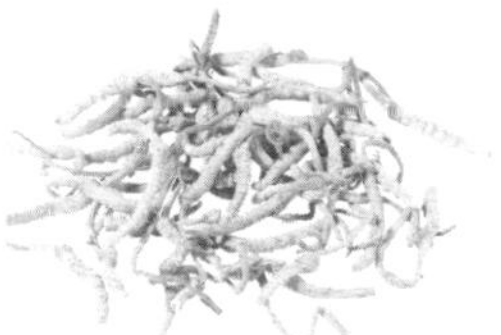

蛹蟲草的優劣主要依據品質而區分，通常可分爲外在品質和內在品質。內在品質決定成分和功效；外在品質影響價格及銷售。

外在品質的優劣可以從外形來判斷，判斷的主要依據是：蟲體是否飽滿、蛹蟲草的完整性、每公斤的條數、水分含量及乾度、灰土含量。

內在品質優劣的主要依據就是最新的中國藥典，其中會有很多項檢測結果，主要是介紹蛹蟲草對人體有益的成分和功效。但是，對消費者來說，唯一能夠做到的就是通過外形來判斷蛹蟲草的內在品質：蛹蟲草的完整性、蟲體飽滿度、蟲體大小。

蛹蟲草的內在品質並非是蟲體大一定比蟲體小好，而是相對大部分而言的。我們都知道，蛹蟲草是蟲菌複合體——蝙蝠科昆蟲的幼蟲感染蛹蟲草眞菌，眞菌侵佔幼蟲身體，使幼蟲慢慢僵化、死亡，最後從蟲體頭胸部長出子實體（草）。

從目前的研究結果來看，幼蟲被感染的蟲草眞菌絕大部分為中華蟲草菌，其寄生的蝙蝠科昆蟲為玉樹蝙蛾、四川蝙蛾、麗江蝙蛾、西藏二岔蝙蛾、玉龍蝙蛾、門源蝙蛾等二十種，不同的寄生蝙蝠科昆蟲受土壤、氣流、水氣濕度、光照、海拔高度、冰川、植被、食物等諸多因素的影響，其遺傳基因已發生變異並有所不同，其內在物質成分的多少自然也有所不同。

由於遺傳基因會隨綜合環境的改變而變化，導致部分蛹蟲草的個體小且輕，但其腺苷等成分的含量，卻比其他產地個體大且重的蛹蟲草的含量高。目前，有關部門從中國的四川省甘孜藏族自治州、雲南省迪慶藏族自治區、甘肅省甘南藏族自治州和青海省玉樹藏族自治州，各挑選了一千條同樣大小、飽滿、完整、子座長短相同的野生蛹蟲草，對其進行稱重，其結果卻是「重量各不相同」。這就說明蛹蟲草的內在品質與外形存在一定的「誤差」，外形好（完整、蟲體大且飽滿、子座適當長），並不一定代表蛹蟲草的內在品質一定最佳，但大多數情況下，蛹蟲草的外形好，其內在品質也會較好。

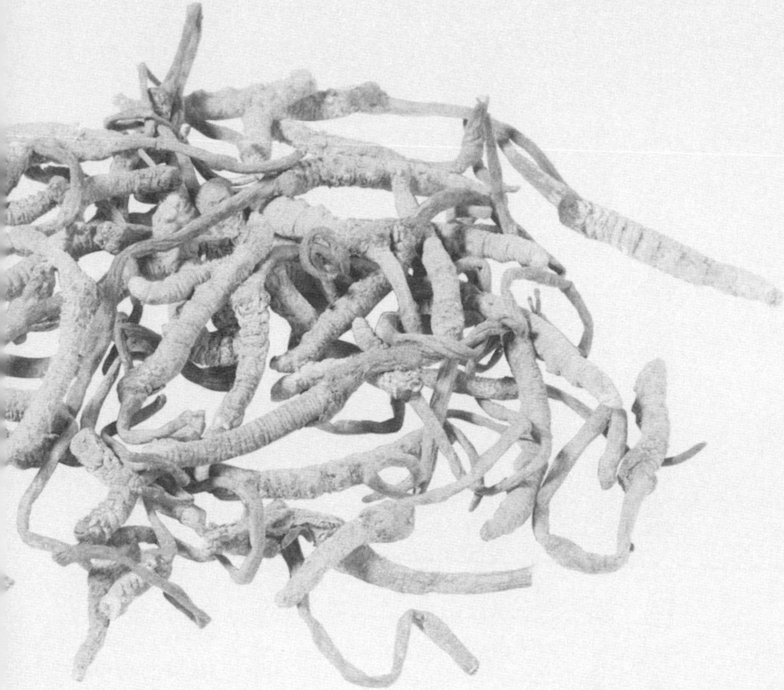

第五章 /

蛹蟲草治病的奧秘

性味歸經

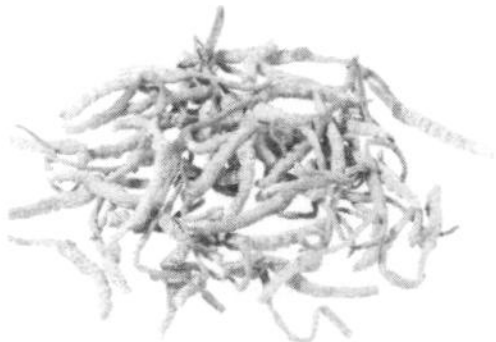

青藏高原特殊的區域環境——潔淨、寒冷、缺氧、紫外線強烈照射等，賦予且形成了蛹蟲草神奇的功效。中醫理論認爲，味甘，性平，歸肺、腎二經，有補肺益腎、止咳定喘、止血化痰、殺菌抗癌等功效，主治虛喘、自汗盜汗、腰酸膝痛、陽痿遺精、咯血、淋巴癌、肺癌、鼻咽癌、血癌等病症。

成分分析

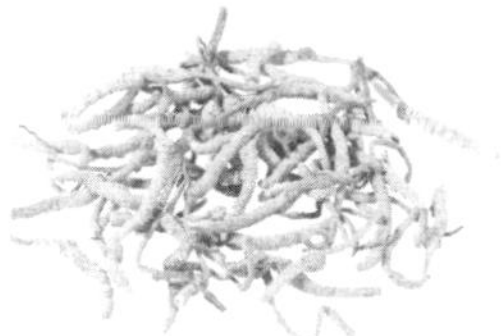

自從發現了冬蟲夏草，並瞭解蟲草有很好的醫療功效後，醫學家們就開始分析蟲草所含的成分。

一九四七年，藥物化學家湯騰漢率先報導了冬蟲夏草所含有的成分：碳水化合物占百分之二十八點九，粗蛋白占百分之二十五點三二，粗纖維占百分之十八點五三，水分占百分之十點八零，脂肪占百分之八點四，灰分占百分之四點一。

一九五二年，鄭藻傑報導得到一種淡黃色的結晶粉末，熔點在攝氏九十六度，好似有機酸。隨後，孫志琳報告蟲草含有維生素B_1。

一九七七年，日本宮琦等用乙醇分餾、凝膠過濾等技術，使蟲草子囊果水溶液多醣純化，從而得到一種高支多醣CS—1，隨後證實其是半乳甘露聚糖，由含甘露糖原和含有分支的半乳糖低聚物組成。

八〇年代初，呂瑞錦等報導，已經從冬蟲夏草中分離出了尿嘧啶、麥角甾醇、蕈糖、甘露醇、腺嘌呤、腺嘌呤核苷和硬脂酸等七種成分。

一九八三年，肖永慶等人又從冬蟲夏草中分離出了軟脂酸、膽甾醇軟脂酸酯、麥角甾醇過氧化物。

一九八八年，李兆蘭從冬蟲夏草中分離到一株中國彎頸黴，從而產生了一種名叫環孢菌類的環狀縮羧肽，屬醫學上非常有價值的免疫劑及抗眞菌劑。

此外，科學家們還從冬蟲夏草中分離出了超氧化物岐化酶、蟲草菌素、賴氨基酸、牛黃酸、天門冬氨酸、蘇氨酸、L-苷氨酰基—L脯氨酰基環二肽、多種維生素、磷、鈉、鉀、鈣、鎂、鋁、錳、鐵、銅、鋅、硼等多種物質。

以下取其中要項說明。

蟲草素

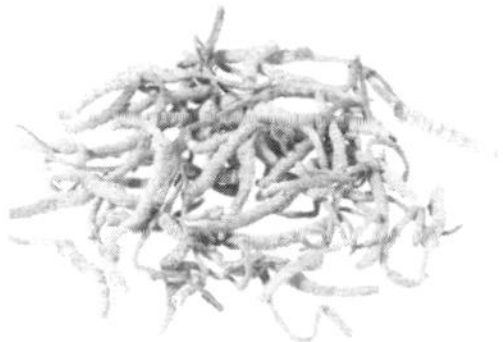

蟲草素（Cordycepin）又稱蟲草菌素、蛹蟲草菌素、3'去氧腺嘌呤，是冬蟲夏草中含有的主要生理活性物質，提煉後爲淡黃色結晶粉末，由Cunningham於一九五一年在蛹蟲草中所提煉到。

蟲草素在野生冬蟲夏草中的含量極少，現在所用的蟲草素通常是由蛹蟲草中提煉得到的。

實驗表明，蟲草素溶於水、熱乙醇和甲醇，不溶於苯、乙醚和氯仿，在試管內能抑制鏈球菌、鼻疽桿菌、炭疽桿菌、豬出血性敗血症桿菌等。

一九九四年，Yuh-Chi Kuo等研究認爲，蟲草素對鳥結核桿菌和枯草桿菌有很好的抵抗作用，同時還具有抑制蛋白質激酶的活性、DNA和RNA的合成、改變細胞骨架的分佈等生物活性作用，對膀胱癌、結腸癌、肺癌和纖維肌瘤、子宮頸癌、艾氏腹水疣等多種癌症均有抑制作用。

《中藥大全》記載，蟲草素具有益肺腎、補精髓、鎮靜、抗菌、擴張支氣管等藥理作用，食用冬蟲夏草可止血化痰，治療咳喘、腰膝酸痛、遺精、阻痿、虛勞咳嗽、吐血、病後盜汗、自汗等病症。

現代醫學認爲，蟲草素是具有抗菌活性的核苷類物質，具有滋肺補腎、促進骨髓造血功能、調節免疫能力、修復細胞、保護生命體遺傳密碼的特殊功效，堪稱現代生物醫藥中的佼佼者。

蟲草酸

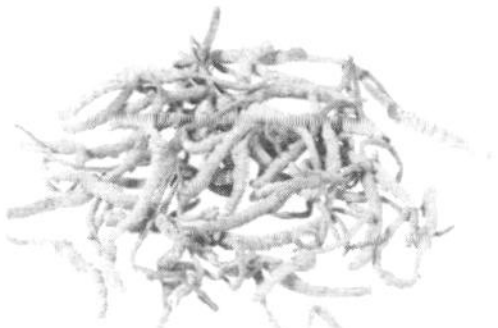

蟲草酸（Cordycepic acid）是奎寧酸（Quinie acid）的異構物，又叫甘露醇，爲1、3、4、5——四羥基環已酸，化學分子式$C_7H_{12}O_6$。

蟲草酸是蛹蟲草所含有的主要生理活性物質之一，經測定，蛹蟲草的蟲草酸含量爲百分之七左右。醫學研究表明，蟲草酸能夠抑制各種病菌的成長，促進人體新陳代謝，改善人體微循環，可預防與治療腦出血、腦血栓、心肌梗塞、咳喘等病症。

現代醫學研究發現，蟲草酸爲單醣，進入人體後不會被代謝，在經腎小球濾過後，在腎小管內很少被吸收，這樣能夠提高腎小管內液滲透濃度，有滲透利尿的作用。此外，蟲草酸還能夠使組織脫水，提高血漿滲透壓，加強組織內（眼、腦、腦脊液等）水分進入血管內，從而減輕組織水腫。

蟲草多醣

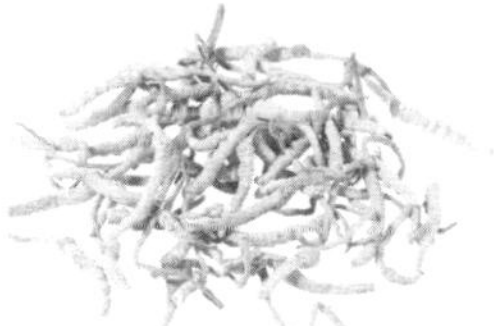

多醣是結構複雜的高分子化合物，具有明顯的抗腫瘤作用，也是非常理想的免疫增強劑，有補腎強身和抗腫瘤的功效，對腎衰竭、肺氣腫、慢性腎炎、肝炎等病症有不錯的治療效果。蟲草多醣是（Cordyceps polysaccharides）從蟲草菌絲體中提取出來的有效成分，其醫療功效更爲顯著，保健價值也更高：

1. 蟲草多醣能調節免疫功能、增強機體抵抗力，改善機體功能，刺激T淋巴細胞和B細胞產生增殖，對T淋巴細胞、NK細胞、單核巨噬細胞、B淋巴細胞均有一定的作用，有助於延緩衰老。

2. 經由對有放射性損傷小鼠的試驗表明，蟲草多醣能促進放射性損傷的癒合，增加脾臟營養性血流量，增加動物的成活率，減輕化療引起的骨髓抑制等不良反應。

3. 經由對正常小鼠、鏈脲佐菌素糖尿病模型小鼠和四氧嘧啶糖尿病模型小鼠的實驗顯示，蟲草多醣有顯著的降血糖作用，而且還呈現一定的量效關係。

4. 蟲草多醣能提高肝臟的解毒能力，對肺源性心臟病、老年慢性支氣管炎有顯著的療效。

5. 蟲草多醣對度大黴素所致的小鼠急性腎損傷有顯著的保護作用，能夠促使尿蛋白、尿素氮、血清肌酐和腎指數顯著下降。

6. 蟲草多醣可增加脾臟的營養性血流量，促進肝脾吞噬活性，促進淋巴細胞的轉化，對人體細胞免疫和體液免疫均有很好的促進作用。

7. 蟲草多醣能提高人體耐受力，還有增智、潤肺護腎、防止衰老、延年益壽等功效。

超氧化物歧化酶

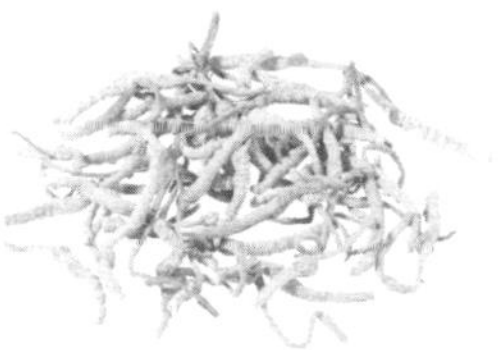

超氧化物歧化酶（superoxide dismutase; SOD）又叫肝蛋白，是一種非常重要的抗氧化素，是在人體內自然生成的一種酶，能促使過氧化物游離基轉化成過氧化氫和氧，從而清除炎症過程中產生的過氧化物游離基，具有強大的抗炎作用。還能清除體內正常細胞粒腺體所產生的過多的自由基，從而減緩細胞的氧化和老化，是保護身體細胞的重要物質。

蛹蟲草中含有非常豐富的超氧化物歧化酶。臨床顯示，蛹蟲草中的超氧化物歧化酶能夠抗氧化、抗老化、清除日光、輻射、藥物等使身體產生的超氧自由基，可增強免疫功能，抑制病菌，輔助治療神經系統和消化系統疾病。同時可用於紅斑性狼瘡、皮肌炎、類風濕等疾病的防治，並能活化細胞，達到抗老回春的目的。

麥角固醇

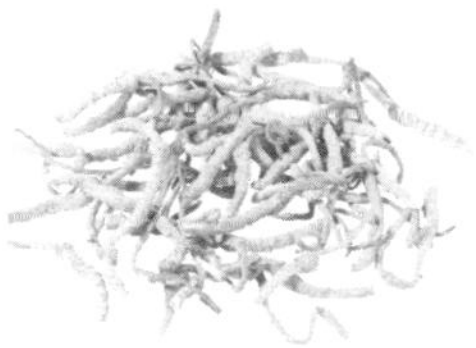

麥角固醇（Ergosterol）是白色晶體，屬於非常重要的醫藥化學原料之一，可用於「激素黃體酮」與「考的松」等藥物，還可作爲保健類食品的藥物添加劑。

麥角固醇是生產維生素D_2的前體，在紫外線的適當照射下，能夠得到維生素D_2，而維生素D又被稱爲抗佝僂病維生素，爲類固醇衍生物，也屬於類固醇激素，主要包括麥角鈣化醇（維生素D_2）及膽鈣化醇（維生素D_3）。因此可以說，麥角同醇具有預防骨質疏鬆症，防治佝僂病和貧血的醫療作用。

蛹蟲草含有非常豐富的麥角固醇，作爲活性維生素D的源泉，它能夠促進鈣和磷的吸收，利於新骨生成與鈣化，對兒童佝僂病和成人軟骨病也有很好的防治作用。

核苷酸

蛹蟲草含有尿嘧啶、腺嘌呤核苷、胸腺嘧啶、腺嘌呤、次黃腺嘌呤核苷等多種核苷類物質，這些物質對輻射傷害有非常顯著的保護作用，能抑制血小板聚集，防止血栓形成，消除青春痘、黃褐斑、老年斑，對心房也有一定的負收縮效應。

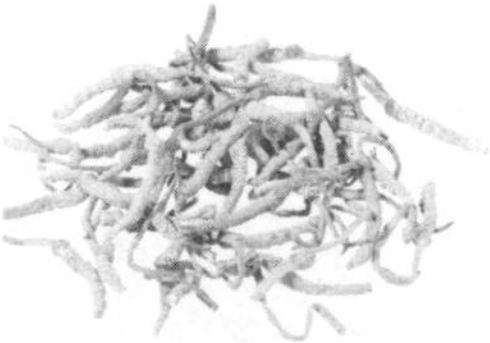

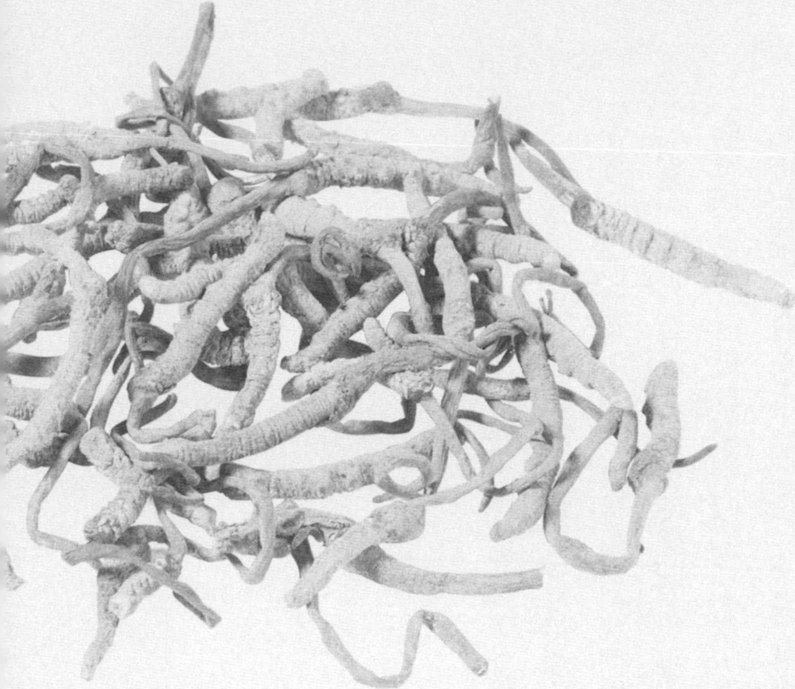

第六章 /

蛹蟲草治病顯神通

提高人體免疫力

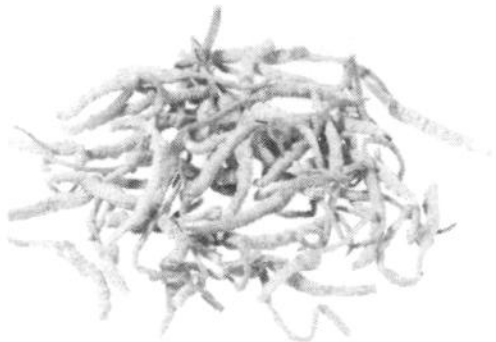

人體免疫調節功能堪稱人體衛士，擔負著防禦外來疾病侵襲的作用。

我們都知道，空氣和我們日常接觸的東西上都有很多細菌和病毒，但我們並不會因此而經常生病，這就是因爲我們體內的免疫細胞將侵入體內的病菌和病毒「消滅」了。但身體內的免疫細胞並不總是「全力工作」，它們也有「疲勞、休息」的時候，此時，免疫細胞的活性不夠，很難把侵入體內的細菌和病毒全部清除，病毒和病菌就會損害人體健康，人們就會感到疲倦、生病。

蛹蟲草所含的蟲草素和蟲草多醣都對人體免疫系統有促進或雙向調節作用：

1. 能提高機體的免疫功能，對機體網狀內皮系統與腹腔巨噬細胞的吞噬功能有明顯的啓動作用，同時能夠促進淋巴細胞的轉化。

2. 能保護和提高巨噬細胞的指數與巨噬百分率，顯著提高肝、脾的巨噬系數值；同時能夠保護T淋巴細胞，增強細胞的免疫功能，增強肝臟功能，促進新陳代謝。

3. 能夠增強體液的免疫功能。體液免疫平衡由產生抗體的B淋巴細胞、抗體和補體等組成，體液免疫功能低下時，抗體的產生就會下降，蛹蟲草能夠促進免疫功能低下者的抗體產生，誘發B淋巴細胞的增殖反應，調節B淋巴細胞的應答反應。更主要的是，它對正常免疫功能沒有增強作用，不會造成免疫功能亢進而危害機體。

4. 能夠調節細胞的免疫作用。研究證明，蛹蟲草不但能夠抑制機體細胞的免疫功能，還能增強機體細胞的免疫功能，使免疫功能低下者的T細胞和NK細胞功能增強：當機體的免疫功能低下，蛹蟲草可激發機體細胞的免疫功能，以儘快增強免疫功能；在機體發生過敏反應並處於應激狀態時，蛹蟲草又可抑制機體細胞的免疫功能。

5. 能夠增強自然殺傷細胞（NK細胞）的活性。

良好的抵抗腫瘤作用

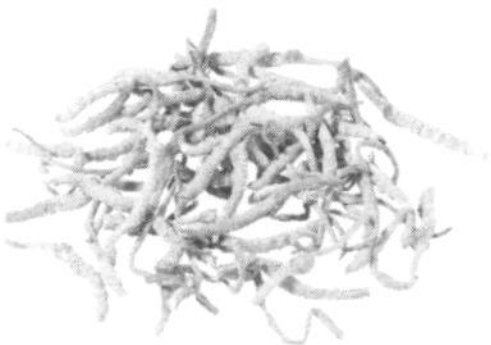

蛹蟲草能夠啓動巨噬細胞內酸性磷酸酶的活性，促進脾臟與肝臟內細胞的吞噬功能，使肌體網狀內皮系統的吞噬能力明顯提高，促進體內T淋巴細胞的轉化，加速抗體的形成。特別是蛹蟲草中的蟲草素，能抑制癌細胞的裂變，阻延癌細胞的擴散，顯著提高體內T細胞、巨噬細胞的吞噬能力；蟲草多醣能夠促進淋巴轉化，抑制S180腫瘤生長，增加外周血淋巴細胞酸性非特異酯酶陽性（ANAE+）細胞百分數，增強遲發性變態反應（DTH）及巨噬細胞吞噬活性，從而增強機體的抗癌能力；蛹蟲草中的乙醇提取物，對小鼠艾氏腹水癌、S-180肉瘤、Lewis肺癌、MA-737乳腺癌等腫瘤有非常明顯的抑制作用。此外，蛹蟲草還有很好的鎮靜、鎮痛作用，能夠減輕癌症發作時給患者帶來的病痛。

醫學實驗證實，連續食用蛹蟲草一個月，腫瘤的抑制率能夠達到百分之六十二以上。此外，鑒於目前對癌症的治療還沒有特效藥，大部分患者在服用價格昂貴的治療藥物時，會有很強的副作用，蛹蟲草與之相比，非但沒有任何副作用，還能加速機體的康復，增強機體自身的免疫功能，所以，用蛹蟲草預防和輔助治療腫瘤是不錯的選擇。

補腎壯陽顯療效

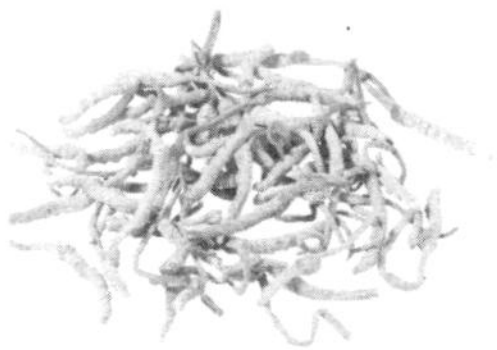

中醫學認爲，腎精是人體最爲重要的物質，腎精經由命門升化爲腎氣，腎氣與宗氣（由肺吸納的自然之氣和脾胃化生的水穀之氣合化而成）合爲正氣，正氣是人體維持生命活力和防病抗病的根本物質。

「正氣存內，邪不可乾」，研究發現，腎虛就是由腎精虧空、腎氣不足所導致的人體正氣虛弱，從而引發「神經——內分泌——免疫」系統發生隱性變化（功能低下），使得人體處於似病非病狀態。目前，幾乎所有已知類型的「腎虛」，都是由內分泌功能異常（通常爲萎縮）引起的。

傳統醫學研究發現，蛹蟲草有雄性激素樣作用，能增加漿皮質醇含量，提高目標組織中腎上腺、膽固醇含量，特別是蛹蟲草所含的腺苷，能有效改善腎臟的微循環和局部血流量，對腎上腺素和與性功能有關的內分泌有很好的調節作用，還能針對腎虛的各個方面，比如神經——內分泌——免疫系統紊亂、體液酸化和自由基增多等現象進行全面的調理，從而達到標本兼治的目的。所以說，蛹蟲草具有一定的補腎壯陽作用，對中老年和因爲內分泌萎縮、失調所引起的性功能障礙有很好的療效，對各種急、慢性腎衰也有顯著療效。實驗證明，食用蛹蟲草者，腎功能好轉率占百分之六十五以上，用蛹蟲草發酵液和蛹蟲草製劑也能改善陽虛症狀，並使陽虛病人的體重和自主活動次數增加，縮短陰莖勃起的潛伏期。

保護肝臟建奇功

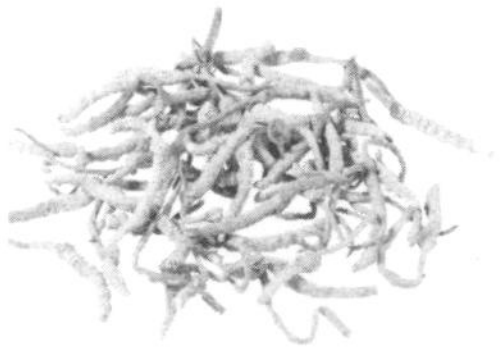

肝臟是人體消化和解毒的重要器官之一，我們每天吃進的食物幾乎都要經過肝臟的分解、代謝，才能變爲身體可利用的營養物質。同樣的，進入身體的藥物或有毒物質也需要經過肝臟的分解與消毒，才能避免毒素對身體器官造成較大的傷害。

肝臟日夜不停的工作，很容易疲勞，特別是當肝臟發生病變的時候，對毒素的分解、消毒作用就會降低，會導致毒素在體內的大量堆積，加重肝臟的負擔，促進肝臟的病變。肝病發生病變會反映在全身的許多方面，比如病毒性肝炎，特別是慢性肝炎，如果得不到及時有效治療，就有可能發生肝纖維化，進而肝硬化。

醫學研究顯示，對於免疫功能正常的成年人，如果首次感染乙肝病毒，通常都會痊癒，而免疫功能不正常的人感染乙肝病毒，往往很難痊癒。這就說明機體免疫功能對肝臟有很好的保護作用，能減低肝細胞的損傷。事實上，蛹蟲草所含的蟲草多醣和蟲草素能夠增強機體免疫功能，增強肝細胞的呑噬功能，增強肝臟的解毒功能，有效分解有毒物質，從而有效保護肝臟。據報導，用蛹蟲草膠囊治療乙型肝炎，有百分之八十四的患者出現症狀好轉現象；用蛹蟲草菌絲體製劑治療肝硬化，能夠有效改善患者的精神和食欲，腹脹症狀也會明顯消失，有效率達百分之九十五以上。因此，臨床上經常使用蛹蟲草治療肝炎、肝硬化等疾病。

治心腦血管疾病有奇效

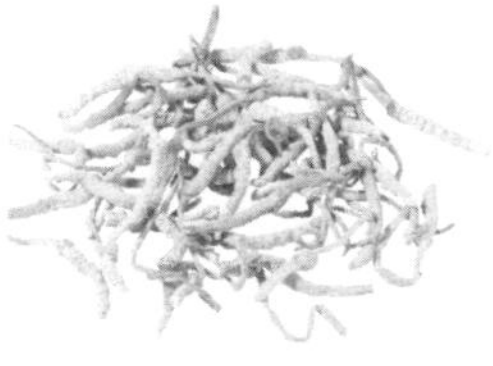

衆所周知，平常很少活動的人，運動起來特別容易累且容易受傷，這通常是由兩個原因引起：平常很少活動的人，毛細血管很少擴張，血流緩慢，營養與代謝物質沉積，容易引起閉塞，出現微循環障礙；平常很少活動的人，心臟供血能力較弱，運動起來容易引起大腦供血不足，引發疲倦感。

實驗顯示，蛹蟲草中的有效成分能分解微血管中的沉積物，顯著降血液中的低甘油三脂、膽固醇和脂蛋白含量，疏通血管，擴張冠狀動脈，增加心輸出量和冠脈流量，減緩心率，降低心肌耗氧量，增強心肌耐缺氧能力，在不增加心肌耗氧量的情況下增加心輸出量，抑制中樞神經，預防血栓形成，對藥物引起的心率失常也有很好的改善作用。

實驗顯示，蛹蟲草治療高血壓和心率失常的總有效率在百分之七十以上，降低膽固醇的總有效率在百分之七十六點二以上。有報導稱用人工蛹蟲草菌絲體提取物能明顯對抗烏頭城所致的心律失常，延長心律失常的誘發時間，降低心律失常的持續時間和嚴重程度。

呼吸系統疾病的剋星

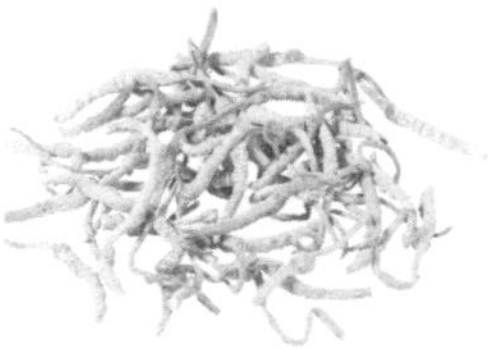

現代社會由於工作過於忙碌、壓力加大，環境與空氣的惡化，肺陰虛症狀逐漸增多，再加上人們生活習慣的改變，吸菸、喝酒、熬夜頻率的逐漸增多，使得人們的肺部功能開始萎縮，咳嗽、哮喘、支氣管等疾病日漸增多。

蛹蟲草含有大量的蟲草酸，這種物質具有保肺益腎、止血化痰等功效，能明顯增強腎上腺素，增強支氣管纖毛的活動能力，調節支氣管平滑肌，擴張支氣管。而蟲草素則能強烈抑制和殺滅引起肺部感染的結核桿菌等病菌。此外，蟲草酸和蟲草多醣還能修復已受損的肺泡細胞，對各種類型的肺部疾病與支氣管哮喘等都有較好的療效，尤其適合中老年及吸菸引起的慢性支氣管炎和哮喘等病症。

臨床實踐表明，肺源性心臟病呼吸衰竭患者在綜合治療的基礎上，輔以蛹蟲草治療，人體必需氨基酸都有所增高，所以，蛹蟲草能經由改變血漿氨基酸，使芳香族氨基酸和支鏈氨基酸的比值上升，從而對肺心病、呼吸衰竭等病發揮輔助治療的功效。

造血系統的守衛者

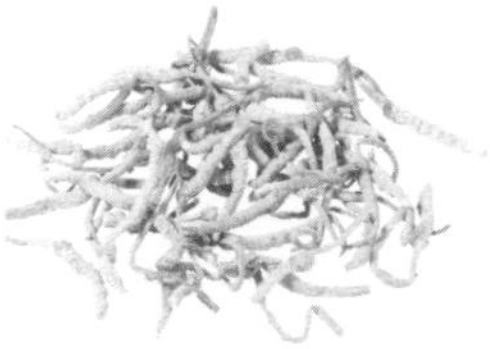

蛹蟲草對輻射造成的動物血小板減少及脾臟萎縮等症狀有明顯的保護作用，能促進造血幹細胞的分化與增殖，具有顯著的促生血作用，可令脾係數和脾巨核細胞增加，升高血小板數。

大量的臨床試驗表明，蛹蟲草中的蟲草多醣能提高骨髓細胞的造血功能，促進紅細胞生成，抑制癌細胞的轉移及擴散，對抗白血病和粒細胞的減少，提高機體免疫功能，對化療過程中的病人也有積極的作用。

緩解疲勞不可少

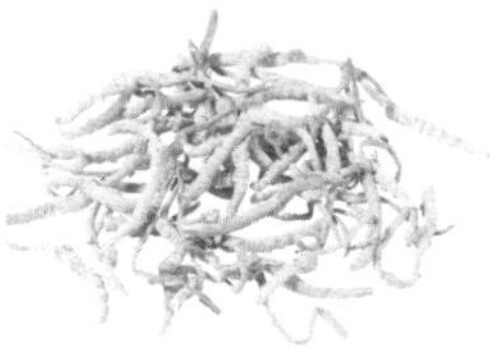

疲勞是一種常見的現象，可分爲兩種類型：非疾病性疲勞和疾病性疲勞。一般情況下，非疾病性疲勞可以借助睡眠或娛樂等方式來消除症狀；疾病性的疲勞只能通過藥物治療才能消除症狀。然而，從歷代醫學專著中可以得知，蛹蟲草有很好的抗疲勞作用，而且不論是非疾病性疲勞還是疾病性疲勞，蛹蟲草都能預防並給予比較徹底的治療，更重要的是，食用蛹蟲草的毒副作用大大小於其他藥物。

對非疾病性疲勞的防治

非疾病性疲勞多指人長時間工作後的疲勞，運動之所以會導致疲勞，是因爲肌肉組織在運動過程中會產生大量的乳酸和代謝產物，這些物質產生的速度超過了機體的正常「排泄」速度，從而導致其在肌肉組織內的大量堆積。蛹蟲草能調節人體內分泌、加速血液流動，促進紅細胞糖酵解生成三磷酸腺苷，增大肝細胞能荷値，啓動肌肉胞漿磷酸肌酸激酶活性，使二磷酸腺苷接受磷酸肌酸的能量並生成**ATP**，迅速清除乳酸和新陳代謝的產物，使各項血清酶指標迅速恢復正常，從而保證體內新陳代謝活動的正常。

對疾病性疲勞的防治

過度運動會導致機體產生大量的自由基，由此產生的丙二醛便會毒害機體細胞，從而造成人體的疾病性疲勞（很多其他原因也會造成疾病性疲勞）。蛹蟲草能明顯地抑制組織內脂質過氧化，抑制自由基的產生，減少丙二醛的產生，保持細胞膜的正常功能，保持人體機能的活動能力。此外，還能夠顯著降低血清膽固醇含量和血漿脂蛋白，從而減少和預防疲勞的產生。

現代醫學研究顯示，蛹蟲草能顯著增強人體的免疫功能，對體弱病患者、勞心勞力者有很好的增強體質、延年益壽效果。

延年益壽的輔助者

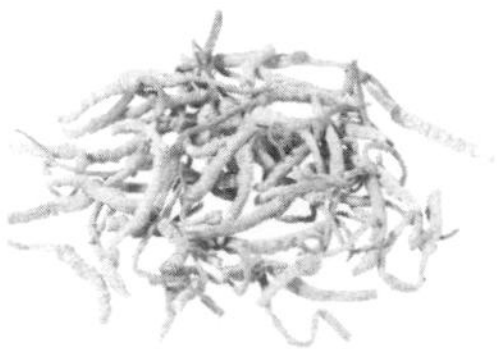

健康長壽是每個人的願望，但生老病死又是無法抗拒的自然規律。現代醫學已經證實，人類的最長壽命爲一百二十到一百三十歲，但大多數人卻無法活到這個壽命，其原因就在於機體代謝的副產物引起氧化損傷，從而加速了人體的衰老。

《本草綱目拾遺》記載：冬蟲夏草「治諸虛有損，宜老人，與葷蔬作肴燉食或鴨肉同煮則大補。」《中藥藥理學》記載：「冬蟲夏草歷來就是滋補強身的佳品，更是強身健體、延年益壽的、抵抗衰老的常用藥物。」

臨床試驗證明，在醫學界公認的七大類抗衰老活性成分中，蛹蟲草就涵蓋了五大類，分別爲多肽（蛋白質）、多醣、核酸、氨基酸和維生素（另外兩類是黃酮和皀苷類），進食冬蟲夏草，不但可提高肝組織超氧化物歧化酶的含量，還能顯著降低肝勻脂質過氧化物水平，降低因爲衰老所引起的中樞兒茶酚胺水平，有效緩解衰老對機體生化過程造成的損害，並清除人體內有害的自由基。

此外，蛹蟲草還可啓動單核巨噬細胞系統，增強單核巨噬細胞的呑噬功能，增加腹腔巨噬細胞的呑噬指數和呑噬百分率，增加酸性磷酸酶活性；蛹蟲草及人工菌絲製劑，還可促使肝脾增大、胸腺縮小，保護和減少環磷酰胺對脾臟與胸腺的抑制作用；蛹蟲草的菌水提液可提高氫化「可的松」引起的免疫抑制狀態時的血清溶血素含量；蛹蟲草的醇提液能明顯增強體內、外的自然殺傷細胞的殺傷活性，減緩環磷酸胺所導致免疫抑制自然殺傷活性的降低，同時還能提高外周血單核細胞活性的時間依賴性

在用蛹蟲草治療腎病的實驗中發現，服用野生蛹蟲草約一個月，患者血液中的抗氧化反應就會非常明顯，這就說明蛹蟲草確實有抗氧化的作用，適合於中老年人的日常保健和病後康復。

種種事例表明，蛹蟲草能有效的抵抗病原微生物引起的衰老和自然性的衰老，眞正做到強身健體、益氣延年，屬於功效卓著的抗衰老產品。

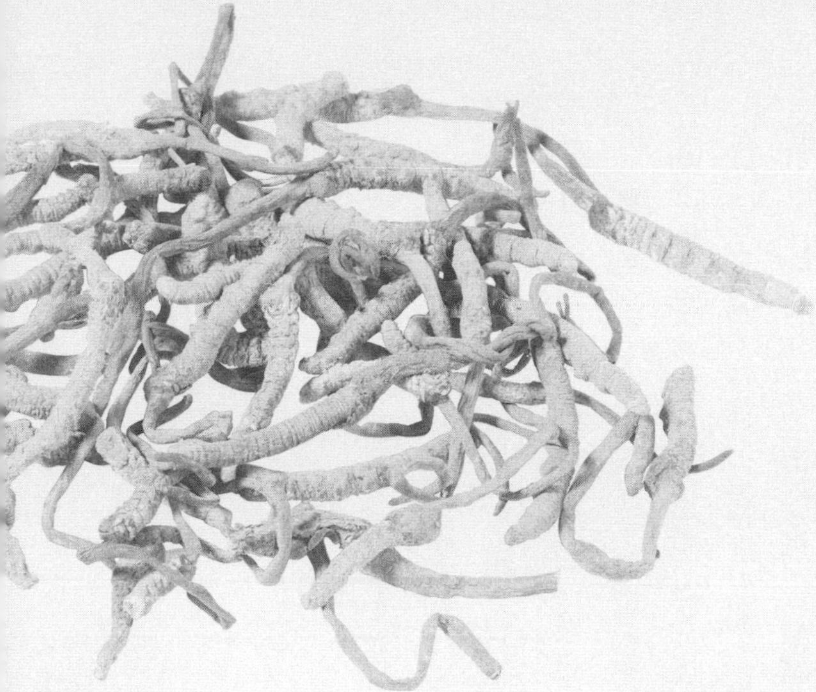

第七章 /

食用的注意事項

用法與用量

蛹蟲草具有很好的滋補作用，但在補虛方面卻因人、因病而異。通常情況下，如果屬於病後或平時體虛，經常感冒或畏寒盜汗，可以將五到十枚蛹蟲草與雞、鴨、羊、牛肉或各種素菜同燉成藥膳服食，或者每天用水煎煮四枚蟲草，空腹服用蟲草汁。此外，如果患有腰痛虛弱、陽痿早洩、夢遺滑精、耳鳴健忘和神思恍惚等病症，體質不是特別虛弱，可以每次將兩克蛹蟲草研成粉末，空腹送服，每日早晚各一次；也可用五克蛹蟲草，配上適量具有補精血、壯陽氣、強筋健骨等功效的杜仲、枸杞子、鹿角膠、川斷等，煎湯飲服，或泡酒、泡茶，其滋補功效也非常顯著。

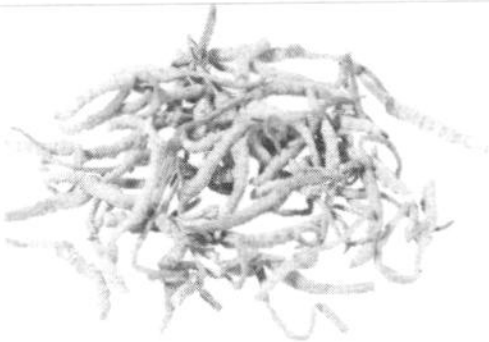

如果患有慢性支氣管炎及支氣管哮喘，每天應食用四至五克蟲草粉，分兩次服用，連服兩個月；如果患有慢性活動性肝炎、肝硬化，每天適宜食用二至五克蟲草粉，分三次服用，連服三個月；如果患有高脂血症，每天適宜食用三克蟲草粉，分三次服用；如果患有性功能低下，每天適宜食用三至六克蟲草粉，分三次服用，連服四十天；如果患有心律失常，每天適宜食用一至二克蟲草粉，分三次服用，連服兩個星期；如果體虛易感冒，每天適宜服用一克蟲草粉，分兩次服用，連服兩個星期；如果患有過敏性鼻炎，每天適宜服用九至十六克蟲草粉，分三次服用；如果患有慢性腎炎，每天適宜食用八至十二克蟲草粉，分兩次服用。

服食的宜忌

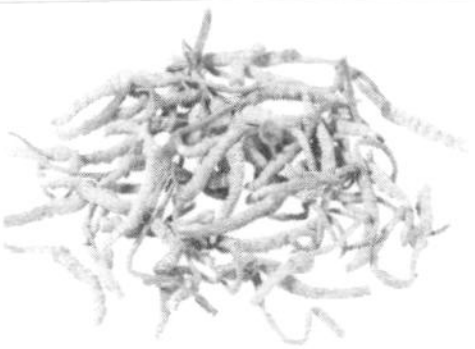

蛹蟲草亦蟲亦草、數量稀少、生於雪原、難於採摘，這一切使得蛹蟲草被很多人看得很珍貴。

現代人的工作壓力大，很容易感到疲勞，對此，經常會吃點蛹蟲草以有效緩解壓力，強壯身體。需要注意的是，疲勞並非都是體虛的表現，病後、產後等原因明確的體虛者，可以進食冬蟲夏草補養身體，對於疲勞原因不明者來說，想要吃蛹蟲草，最好先諮詢醫生，如果盲目進補，很可能上火，如果過量服用，很容易導致煩躁、心慌氣短、四肢浮腫、面部紅斑等症狀的發生。

服用蛹蟲草時，還有一些需要注意的地方，比如有人認爲用蛹蟲草燉湯，放得越多，功效就會越好，其實人體一次性吸收蛹蟲草所含的有效成分數量極其有限，每次最多能夠吸收三至四克。當然，喝完用蛹蟲草燉的湯後，如果能把難以嚼爛的蟲草「渣」也吃掉，藥效將會更好。此外，蛹蟲草療效的發揮，需要體內有一定量的積累，所以，僅僅依靠蛹蟲草的短期服用不會有什麼療效，通常至少需要堅持服用蛹蟲草一至兩個月，才能感覺到其療效。

某些成分越多，不代表品質越好

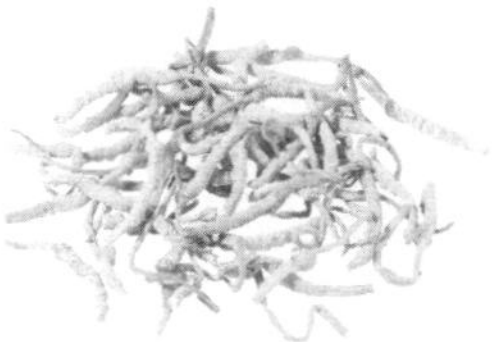

現在有很多報導將人工蟲草和野生蛹蟲草的成分進行對照，從表面上看，人們很容易發現人工蛹蟲草的某些成分會高於野生蛹蟲草，於是便會產生人工蛹蟲草比野生蛹蟲草更好的感覺。但是，如果靜下心來想一想，就會發現一個非常簡單的道理：任何東西和事物都必須講求恰當、適量，如果超過了恰當、適量的範圍，其結果就有可能出現質的變化。

對於醫療效果絕佳的蛹蟲草來說，由於其本身含有多種物質成分，而且物質成分的量也相對較高，千年來的臨床實踐也證明，蛹蟲草所含不同物質成分的搭配已經極佳。如果有意改變蟲草中某些成分的含量，就好比在無臨床實踐依據的情況下，病人為求早日康復，擅自更改使用了幾十年的藥方，把藥方中一味或幾味中藥材的用量增加數倍後服用，其結果就不言而喻了。

事實上，雖然一些人工蛹蟲草的部分成分比野生的蛹蟲草高，但還沒有有力的證據證實其高出的成分對人體有益，更沒有證實其高出成分對疾病的治療有益。所以，從目前的臨床醫學方面考慮，野生蛹蟲草的某一項或幾項成分的含量雖然可能不是最高，但其綜合實力卻是最好的，也就是說，人工蛹蟲草的某些成分雖然很高，但並不能代表人工蛹蟲草的療效也很好，更不能代表人工蛹蟲草就代表野生蛹蟲草。

因病而異之功效

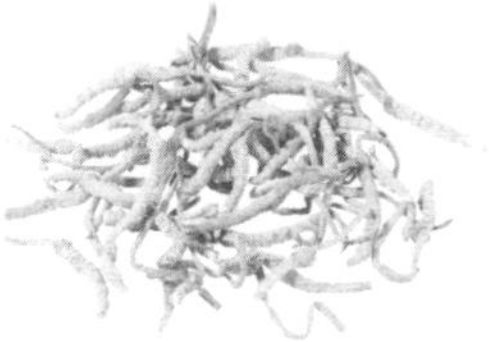

中醫認為，蛹蟲草的藥性溫和，與其他滋補品相比，具有更廣泛的藥用和食用性，適用於肺腎兩虛、精氣不足、咳嗽氣短、自汗盜汗、腰膝酸軟、陽痿遺精、勞咳痰血等病症，是年老體弱、病後體衰、產後體虛者的調補藥食佳品。

通常情況下，腎衰和接受放化療的腫瘤患者，或剛做完手術的患者，每天可以吃一、兩顆蛹蟲草，一般可用蛹蟲草泡茶，每天喝幾杯，等蛹蟲草泡軟後，再嚼碎下嚥。

如果將蛹蟲草與百合、川貝、銀耳等一起燉煮，對於肺癆咳喘、痰中帶血絲等患者很有益處。對於體虛、脾胃差和不適宜大補的人來說，蛹蟲草也算很不錯的食補良藥，但對於外感發熱、濕熱內盛等體質偏熱者者來說，蛹蟲草卻並非補益之品，如果食用，往往會使病情加重。

在中醫專家眼中，蛹蟲草並不是包治百病的靈丹妙藥，只對肺虛、腎虛或肺腎兩虛所引起的各種病症有效。如果是感冒引起的咳嗽或其他急性咳嗽，食用蛹蟲草非但毫無作用，反而會影響其他藥物的止咳療效，使病情加重；蛹蟲草對過敏性哮喘，基本上可說是毫無作用；在治療慢性支氣管炎時，通常也只能在無痰或痰量較少時服用。此外，蛹蟲草雖然具有很好的益腎功能，但只限於輕微的腎功能不良，對於腎功能嚴重衰竭者，則沒有特殊的效果。

並非人人都可用

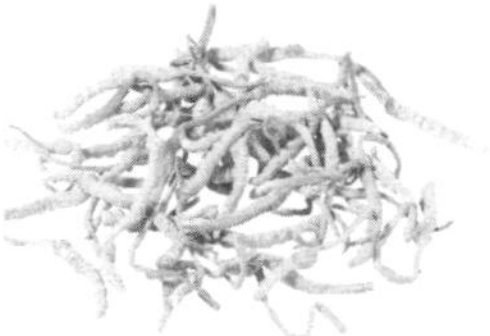

蛹蟲草對改善體質、增強抵抗力，以及治療某些慢性疾病都有理想效果的，是很多人爭相選購的進補佳品。但是，醫學專家認爲，服用蛹蟲草的好處雖然很多，但並非靈丹妙藥，不是所有人都適合服用，如果不適合服用者服用了蛹蟲草，或服用蛹蟲草不得法，往往還會適得其反，損害身體健康。

通常情況下，服用蛹蟲草有下述幾點要注意：

應掌握用量

對於適合食用蛹蟲草的人來說，在特定的時間內服用一定量的蛹蟲草，療效是非常顯著的，蛹蟲草確實堪稱靈丹妙藥。對於不適合食用蛹蟲草的人來說，隨便食用蛹蟲草，就等於增多一種藥源性的致病因素，特別是大量食用蛹蟲草，更好比食用「毒藥」。此外，即便是適合用蛹蟲草的人，食用時也應當掌握一定的用量。當然，如果只是偶爾在湯中放少許蛹蟲草，是不會產生副作用的。

並非能止住所有的咳

很多人都知道蛹蟲草治療咳嗽的作用非常明顯，屬於止咳、治咳的良藥。但實驗表明，並非所有的咳嗽都可依靠蛹蟲草來治療。一般來講，「老慢支」、「哮喘」、「肺氣腫」等患有慢性咳嗽疾病的患者可以服用蛹蟲草，而且療效非常顯著。不過感冒引起的咳嗽或其他急性咳嗽，就不適合食用蛹蟲草，如果此類咳嗽的患者隨意食用蛹蟲草，非但不能止咳，反而會加重咳嗽症狀，並會影響其他藥物的止咳療效。

用其降壓需小心

現代醫學研究發現，蛹蟲草有一定的降壓作用，但是，蛹蟲草並不適合所有的高血壓患者，因爲蛹蟲草有較好的補腎壯陽功效，如果「肝陽上亢」型的高血壓患者食用，非但不能降壓，反而會令其血壓升高。

用其防癌多思量

如今，隨著生活水平的提高，患有各種腫瘤（癌症）的人越來越多。現代醫學研究證實，蛹蟲草能有效改善腫瘤患者的體質和免疫功能，在一定程度上有較好的抗癌作用。特別是對那些腫瘤手術後進行放化療治療的患者，由於他們的體質和身體狀況都非常虛弱，服用蛹蟲草是非常有益的。所以，具有防癌治癌功效的蛹蟲草就受到人們的重視。但是，也不能盲目相信蛹蟲草的防癌功能，食用蛹蟲草還應根據個人的體質、身體狀況來綜合考量。

少用蛹蟲草促進生長

對於身材矮小、體弱多病的兒童來說，服用蛹蟲草有較好的療效。當然，由於兒童的身高受到多種因素的影響，不能簡單的依靠蛹蟲草來增高。通常情況下，如果是由於出生後的體弱多病而引起身材矮小，蛹蟲草就屬於非常適合的治療藥物，但在服用時還應堅持適度的原則，並不能長期且大量的食用。對於不適合食用蛹蟲草的兒童（食用蛹蟲草前應先諮詢醫生），蛹蟲草往往會影響其生長發育。

野生蛹蟲草暫無替代品

隨著蛹蟲草被大家的日益認可，市面上出現了很多與蛹蟲草有關的保健品。專家提醒消費者，購買與蛹蟲草有關的保健品時，應考慮到含有蛹蟲草的保健品，是不能完全替代蛹蟲草的。因爲是一種作用明顯的藥品，必須有明確的適應症才能食用，而且蛹蟲草含有很多種成分，各種成分的功能各不相同。但部分與蛹蟲草有關的保健品，僅僅只含有蛹蟲草中的一種或幾種成分，其療效當然無法與蛹蟲草相比，自然更不能完全替代蛹蟲草的藥用價值。

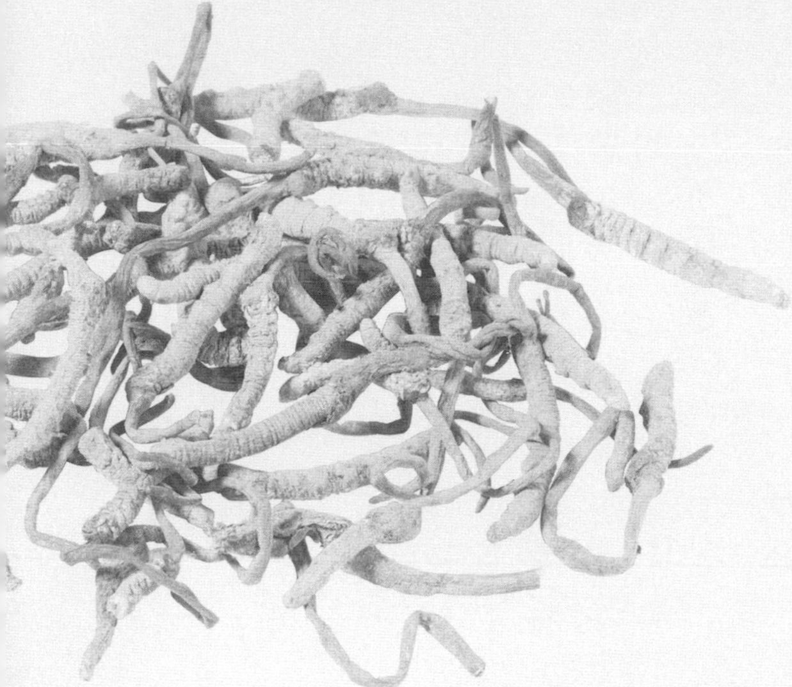

第八章 /

專家解疑

哪些人不宜食用？

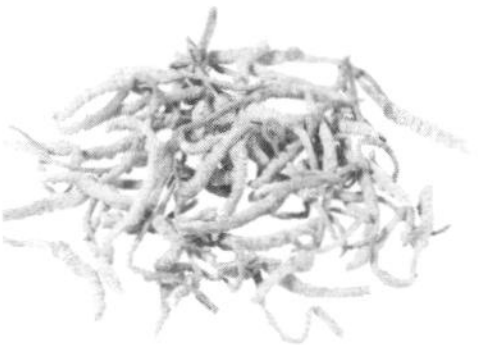

蛹蟲草雖然具有很好的滋補健身功效，但由於其含有多種成分，這些成分既能對食用者有益，也會對食用者帶來一定損害，通常情況下，下列人是不適宜食用的。

少年兒童

蛹蟲草雖然是醫療、滋補功效極佳的中藥材，但因其中具有雄性激素作用，少年兒童長期食用之後可能會導致早熟，因此，蛹蟲草並非完全真的老少皆宜，少年兒童是不適宜服用的。

各類實症患者

所謂「實症」，主要是指由邪氣亢盛，正氣尚未虛衰，邪正之間正處於劇烈抗爭時期所導致的一系列病理變化，比如高熱、狂躁、腹痛拒按、聲高氣粗、二便不通、脈實有力等，均屬「邪氣盛則實」的臨床表現，也就是說，「實症」多見於外感的早、中期。「實症」患者食用蟲草，非但沒有治療、保健的作用，反而容易導致心煩、噁心、口角溢血等不良反應。

陰虛火旺的患者

蛹蟲草雖然性味平和，但畢竟具有一定的補虛生熱的作用，如果陰虛火旺者單獨食用蛹蟲草，很容易加重病情，應該在醫生的指導下搭配其他藥物、食物等一同食用。

哪些人適宜食用？

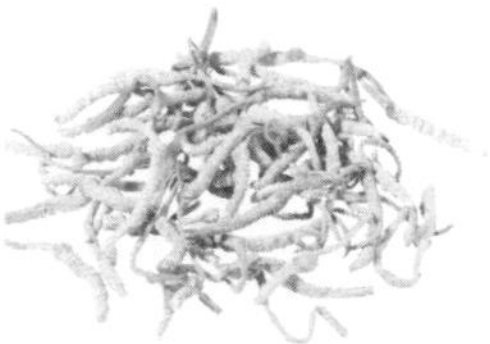

傳統醫學認爲，蛹蟲草因藥性平和，溫而不燥，補而不滯，既能補虛強身，又能治病延年，藥性比人參、鹿茸更加平穩。通常情況下，食用蛹蟲草不受體質、病症、季節和年齡的限制，強者、弱者、健者、病者都可用其提高自身免疫力和抗病力。從嚴格意義上來講，下列人非常適宜食用蛹蟲草的。

1. 長期吸菸、酗酒和經常服用藥物的人。
2. 工作繁忙，壓力大，容易疲勞的人。
3. 免疫功能低下，容易乏力，急躁、煩躁不安或自覺衰老太快，容易感冒和過敏的人。

4. 中老年人和缺乏運動、身體虛弱的人。
5. 體虛多汗，貧血虛弱，自汗，盜汗的人。
6. 患有急、慢性腎炎，腎衰，腎虛，腰膝酸痛，陽痿遺精，尿毒症，糖尿病的人。
7. 患有腦中風，腦血栓，血管硬化，高血脂，心肌炎，心率不齊的人。
8. 各類腫瘤患者。
9. 肺炎、肺結核、肺氣腫、哮喘、慢性支氣管炎、咳嗽氣短、虛喘咯血等人。
10. 病後虛弱，久虛不復，各種慢性消耗性病人。

身體健康者食用有什麼好處？

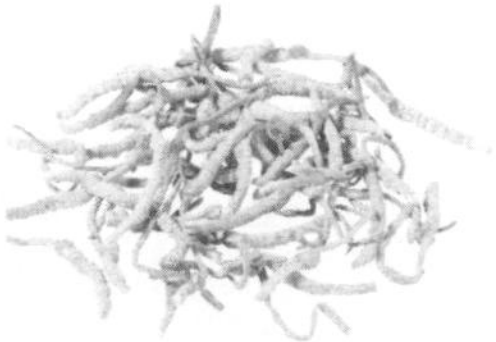

大量的醫學專著記載，身體健康者也適宜服用冬蟲夏草。一般情況下，身體健康者服用蛹蟲草有下列好處：

・很多身體健康者在食用蛹蟲草後，如果對蛹蟲草的功效沒有什麼瞭解，往往不會產生特別的感覺，就像沒有食用蛹蟲草一樣；如果對蛹蟲草的功效有一定的瞭解，便會產生「身體好象更健康了」的感覺，這種感覺往往與心理因素有關，因此說，食用蛹蟲草能促進人的心理健康。

・蛹蟲草是中國傳統的名貴中草藥，性平味甘，是很好的藥膳滋補品，具有補肺腎、養精氣等功能，能有效調節人體的免疫功能，防止病菌對人體的侵害，同時能抑制體內自由基的產生，防止疲勞。

對女性有特效嗎？

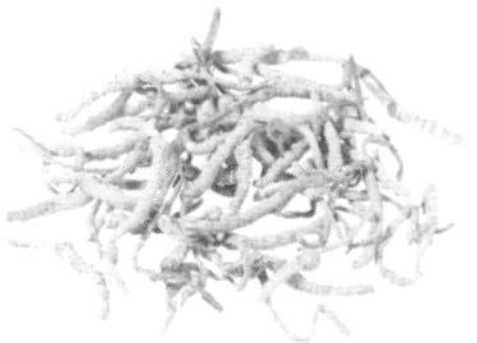

女性的生理狀況特殊，很容易有經痛、月經不調、雀斑、黃褐斑等因爲血液循環不良、內分泌失調所引起的病症。在醫學界所公認的七大類抗衰老活性物質中，蛹蟲草涵蓋了五大類，分別是多醣、氨基酸、核酸、多肽和維生素。此外，蛹蟲草還含有種類齊全、數量充足的微量元素，可促進延緩衰老激素的合成；超氧化物歧化酶在防輻射、防衰老方面有重要的作用。女性經常服用蛹蟲草，能夠有效改善血液循環，調理內分泌混亂，延緩女性更年期障礙，是一種對女性特別有效的、以內養外的保健品和美容品。

食用後會上火嗎？

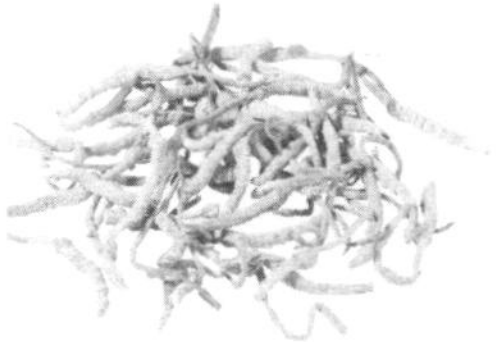

養生專家認爲，蛹蟲草性味平和，一年四季都可食用，食用蛹蟲草也不會上火，而且特別適合在夏季滋補身體，原因就在於夏季天熱時的病菌處於活躍期，這時大部份人的食欲都不是很好，身體健康狀況會受到相應的影響，免疫力也會有所降低，如果此時能適當的滋補，對身體是非常有益的。但是，許多的滋補品在食用後都容易上火，因此可在夏季食用的滋補品種類比冬季少很多，所以，性味平和的蛹蟲草就成爲非常好的選擇，但應注意，蛹蟲草不能跟人參、鹿茸、雪蓮、羊肉、狗肉等熱性物品相伴製作食用，否則會增加人體內的火氣，而應與枸杞、西洋參、天麻、部分水果、部分蔬菜、魚類等非熱性物品相伴製作食用，或者只製作蛹蟲草來食用。

如何選擇適宜自己的產品？

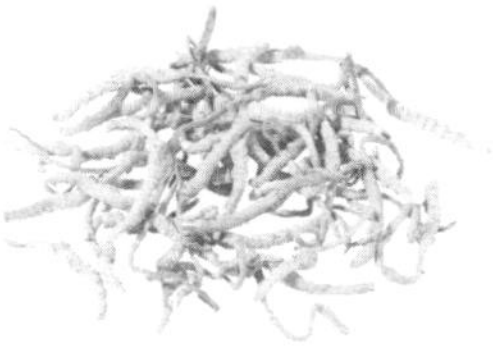

目前市場上有很多品種的蛹蟲草，如果將其進行大概分類的話，基本可分爲三大類：野生蛹蟲草、人工培植的蛹蟲草子實體和人工發酵的菌絲體。由於其生長環境不同，這三類蛹蟲草所含成分會有所差異，食用療效也各不相同，但通常以野生蛹蟲草的質量爲佳。

由於市場上有不同的冬蟲夏草，產品也各不相同，通常情況下，產品可分爲原料和製劑。所謂的原料，就是指蛹蟲草子實體，消費者可用其煮、燉、煲湯、泡茶等；製劑可分爲口服液、膠囊、片劑和蟲草酒。不同種類、不同生產廠家的產品，多少都會有一定的差異，總體來說，只要產品中所含的有效成分及含量沒有太大的出入，也就是含有同樣的有效成分，各種成分的含量也足，食用後都應該有一定的效果。一般說來，採用蟲草素和腺苷為標準的製劑質量較好，採用多醣和蟲草酸為標準的技術水準較低，質量相對較差。

從吸收效果方面考慮，蟲草酒相對來說是最好，其次是水溶液製劑，最後是固體製劑（蛹蟲草子實體）。一般情況下，蛹蟲草子實體研磨得越細，就越容易被人體吸收，其療效自然也最好，比如，超微粉碎後的蟲草產品的效果比其他同類製劑和天然蟲草都要好。

從安全性方面考慮，一般情況下，服用蛹蟲草產品都不會有安全方面的問題。但也要注意，如果患有糖尿病、胃病、肝炎等，就不適宜選用酒劑。再者就是考慮所選購的產品是普通食品、保健食品還是藥品，不同種類的產品的控管要求程度不同，蟲草類的保健食品和藥品通常不會有安全方面的問題。

從療效方面考慮，事實上，菌種都經過國家許可，療效是比較有保證的。當然，蛹蟲草含量是療效是否顯著的前提，有些人服用過蛹蟲草類口服液，或者以蛹蟲草煲湯的效果不是很明顯，主要就是因為服用量太小，沒有達到「血藥濃度」

（藥學上的叫法）。其次就是沒有持續服用，因爲有效成分在體內有個代謝過程，時間久了，體內的大部分有效成分就會被肝臟分解，然後經由尿液或汗腺排出體外。

從價格方面考慮，當幾種產品的原料、功能、療效等各方面都很相似時，消費者就應選擇經濟、實惠的。但需要注意，蛹蟲草藥品和蛹蟲草保健品應以質量與療效爲主，由於蛹蟲草的價格很高，其產品價格也不會很低，如果太低就値得懷疑了。

綜上所述，消費者應根據自己的身體狀況、個人習慣和愛好、食用方式、療效等選購蛹蟲草產品。

每天適宜服用多少？

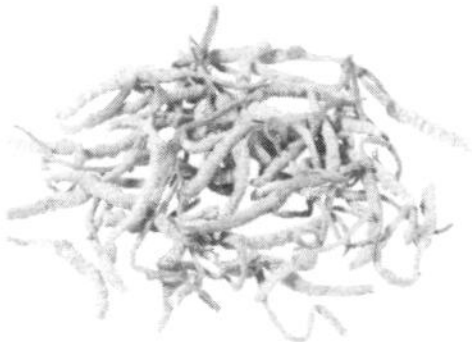

中醫認爲，適當食用蛹蟲草能促進消化，調節機體免疫功能，增強人體對多種疾病的抵抗力。但是，由於蛹蟲草有很多種，比如野生蛹蟲草、人工蛹蟲草子實體和人工發酵菌絲體等，其食用量也各不相同。

如果將蛹蟲草用在保健，野生蛹蟲草的每天食用量應在三至五克；人工蛹蟲草子實體的應爲一至二克；人工發酵菌絲體則應爲五至六克。如果將蛹蟲草用於疾病治療或調理，野生蛹蟲草的每日用量爲十至三十克；人工蛹蟲草子實體爲三至五克，人工發酵菌絲體則爲二十至三十克。

什麼時間服用的效果最佳？

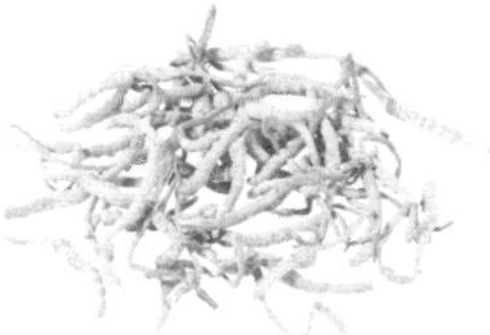

中醫認爲，蛹蟲草的最佳服用時間應爲用餐前後的三十至六十分鐘，因爲此時胃中分泌的酶最活躍，再加上胃的蠕動，蛹蟲草與食物在胃中融合，消化較爲緩慢，停留在胃腸內的時間就會相對增長，這更有利於機體對蛹蟲草所含成分的吸收。

不連續服用是否會降低療效？

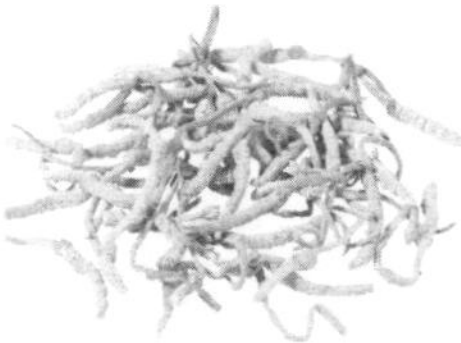

社會越來越進步，人們也更加繁忙，因出差或遺忘等原因，不能持續的服用蛹蟲草可說是非常容易有的狀況。

在藥學上，沒有持續服藥叫作沒有保持血藥濃度，也就是人體血液中沒有持續得到藥物的有效成分，這肯定會影響藥物在人體內的發揮，其療效自然沒有連續服藥的療效好。

一般來說，中藥的療效比西藥來得慢，療程長，想要有較好的效果，就應連續服藥，同時，在服藥時還應講究時間性、劑量和療程。中醫理論認爲，蛹蟲草雖屬眞菌菇類，但也屬於中草藥，可入食也可入藥。服用蛹蟲草也和服用其他中藥一樣，無論是爲了保健還是治療疾病，都應該堅持服用，以保持體內的血藥濃度，確保蛹蟲草的療效。

過量服用是否有害？

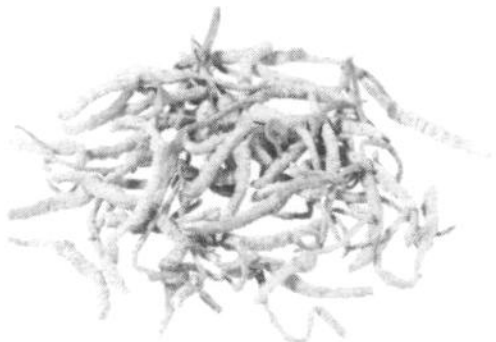

衆所周知，無論服用何種食物或藥物，都存在量和度的問題，過多服用都會對身體有害，蛹蟲草也不例外。

通常情況下，野生蛹蟲草的每天用量不能超過五十克，五十克之內一般不會對身體造成危害，如果超劑量服用，人體就很難全部吸收，不但造成經濟上的浪費，很有可能也會對身體造成一定的危害。至於人工蛹蟲草子實體，中國科學院理化測試中心對其進行了檢測，無論急性還是亞急性試驗均無毒，並且沒有任何不良反應，屬於健康食品。

迄今爲止，在服用蛹蟲草產品的過程中，還沒發現因服用過量而產生不適的事例。雖然如此，在服用蛹蟲草時，還是最好不要過量，應該根據產品說明或醫囑進行服用。

長期服用是否會有不良反應？

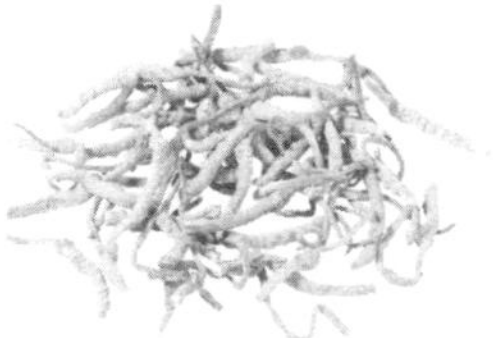

歷代醫學藥典聲稱：「冬蟲夏草味甘性平，入肺、肝、腎三經，有益腎、補肺、益氣、強肝、保健、滋補等效果，無任何毒副作用。」《中間藥用眞菌學》記載：「長期食用冬蟲夏草可促進消化，調節人體免疫功能，增強人體對多種疾病的抵抗力，尤其合適肺、呼吸道、腎功能不健全者。」

現代醫學研究表明，蛹蟲草能夠鞏固人體的正氣，也就是增強人體抵抗力。抵抗力增強了，就能防止外邪入侵，即使已經入侵，也能積極抵禦並將其消滅。因而，蛹蟲草有廣泛的防病治病的作用，被譽爲「百虛剋星」。從中醫的角度來看，蛹蟲草堪稱一切呼吸道疾病的剋星，對於支氣管哮喘、慢性支氣管炎、肺結核、肺氣腫等疾病患者來說，如果能長期服用蛹蟲草，往往會有意想不到的功效。因爲長期服用蛹蟲草可說有百利而無一害，不會產生任何不良反應。

長期服用會產生耐藥性嗎？

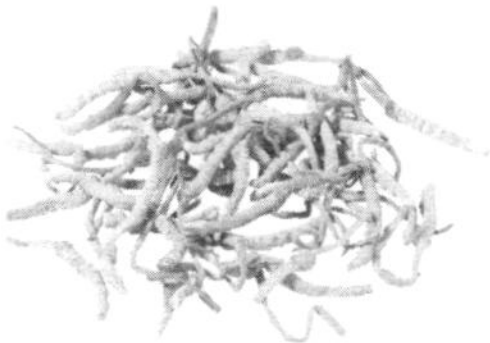

蛹蟲草是一種名貴的中藥材，也是很好的滋補品。蛹蟲草屬於眞菌的一種菌菇類，主要成分是蟲草多醣、蟲草素、蟲草酸、多肽、超氧化物歧化酶、氨基酸、維生素和微量元素，這些物質都是人體必需的，即使沒有經由進食蛹蟲草來獲得這些物質，也會從其他的食物方面得到有效的補充。也就是說，長期服用蛹蟲草好比長期食用雞、鴨、魚、肉、蔬菜、水果、穀物，都是人體所必需的，都會對身體有好處，不會產生耐藥性。

保存時間過長，會不會影響藥效？

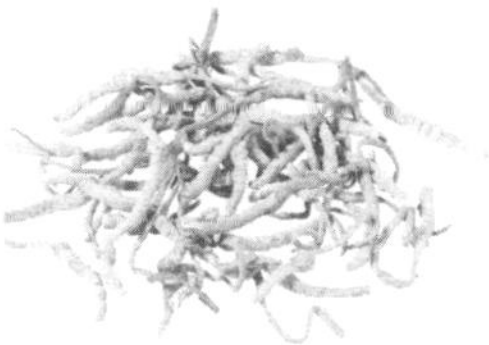

任何產品都有一定的保存時間，蛹蟲草也不例外。蛹蟲草的乾品是很容易受潮的，受潮後很容易產生黴變、腐爛。如果光照過多，又很容易氧化，從而降低蛹蟲草的有效成分，因此，蛹蟲草的保存時間不宜過長。

一般情況下，野生蛹蟲草的包裝是不太嚴格的，其保存時間要稍短一些，通常爲一年。人工蛹蟲草通常有嚴密的包裝，保存時間稍長一些，通常爲兩年。

需要注意的是，不論是野生蛹蟲草還是人工培植的蛹蟲草，都需要放在陰涼、乾燥、避光處加以保存，而且最理想的溫度是攝氏零度到十度，否則將會影響蛹蟲草的藥效。

能服用過期的蛹蟲草嗎？

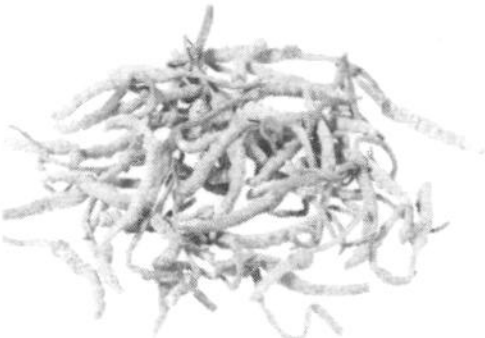

過了產品保存期的產品絕對不能食用，因爲過期產品的營養會發生改變，甚至會產生很多有毒物質，人在食用了過期產品後，很容易誘發疾病。蛹蟲草無論是作爲食用菌類，還是作爲具有營養保健功能的中藥材，同樣有保存期，對於過期的蛹蟲草，原則上是不能服用的，即使過期時間很短，也應謹愼服用，因爲過期的蛹蟲草的自身藥效會有所損失，或已氧化，甚至還會產生不利健康的有害物質，爲了預防萬一，還是不宜服用超過產品保存期的蛹蟲草。

對於消費者來說，可以通過察看包裝上的保存期和貯存條件來判斷蛹蟲草是否過期，如果蛹蟲草的顏色發生改變，出現了黴變現象，並有一定的異味，即使沒有過包裝上標明的保存期，也是不能食用的。

適宜用沸水沖泡嗎？

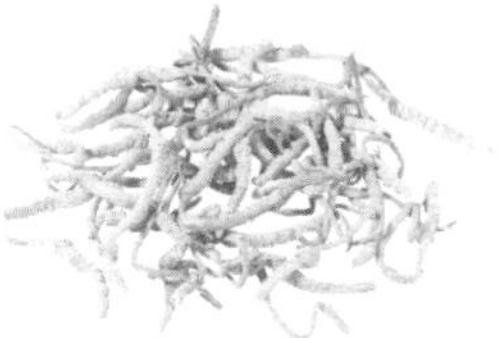

很多人喜歡將蛹蟲草用開水沖泡後當茶飲用。專家認爲，野生蛹蟲草的水溶性較差，需要經過高溫才能將蛹蟲草中的有效成分提取出來，所以適宜用來煎煮或煨燉食物，以免造成部分營養成分的損失。人工蛹蟲草子實體的水溶性較好，爲了較爲完整地保存其有效成分不被損壞，比較適宜採用攝氏六十度到七十度的溫水沖泡飲用，而且一天可沖泡多次，最後還可將蛹蟲草子實體細嚼呑下。

需要注意的是，蛹蟲草的表面會附著很多寄生蟲和眞菌孢子，一般不容易被清洗乾淨，即使用開水泡，也不能徹底消毒。再者，蛹蟲草屬於昆蟲與眞菌的混合體，所含的蛋白質、核苷等很多有效物質屬於大分子，需要長時間的水煮才能使有效成分充分溶解出來，用水泡只能使少部分有效成分溶解到水中，藥效並不理想。

蛹蟲草浸酒的時間越長越好？

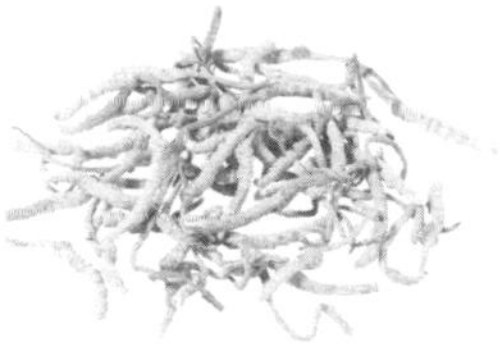

蛹蟲草具有明顯的提高免疫力和抗癌作用，如果用蛹蟲草浸酒服用，對腎虛、腰膝酸痛、神經衰弱等病症有很好的療效。通常情況下，用蛹蟲草子實體泡酒的時間應爲一至三個月，如果浸泡時間過長，蛹蟲草中的活性物質就會被氧化、分解，而且隨著時間的延長，很多不良微生物也會繁殖，這就會降低蟲草酒的療效。所以，用蛹蟲草子實體浸酒的時間不宜太長，最好適時飲服。

怎樣掌握蛹蟲草的水煎時間？

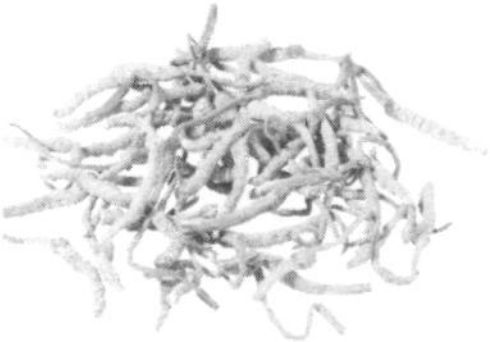

水煎，就是熬中藥。蛹蟲草屬於中草藥，想要食用最好還是水煎，因爲蛹蟲草表面會附著很多寄生蟲和眞菌孢子，這些物質是無法用普通的水洗方法清除乾淨的，只有經過較長時間的煮或高壓處理，才能眞正保證其衛生。但是，蛹蟲草的水煎時間不宜太長，因爲蛹蟲草屬眞菌菇類（多指人工蛹蟲草），所含有效成分容易溶於水，如果水煎時間過長，就會破壞蛹蟲草子實體中的部分成分，降低應有的藥效。

通常情況下，水煎蛹蟲草的時間應控制在三十至四十分鐘之間，而且必須用文火煎煮。如果處方中還有其他中藥，可將蛹蟲草單獨水煎，以免其有效成分被其他中藥的藥渣吸附而使功效降低。

爲什麼有些人服用後的療效不明顯？

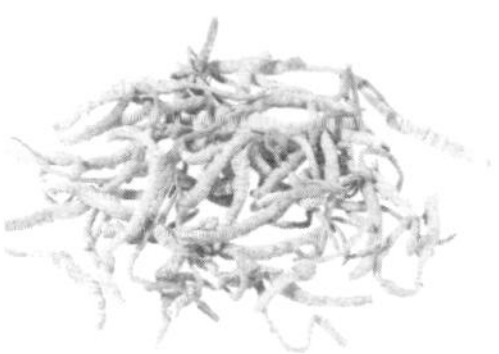

蛹蟲草是一味名貴中藥，入藥已有數百年，被醫家稱爲補虛聖藥。清代吳儀洛在《本草從新》寫道：蛹蟲草有「保肺益腎，止血化痰」的功效，可用於陽萎遺精、虛勞咯血、腰膝酸軟、病後久虛不復、盜汗等病症。現代醫學研究表明，蛹蟲草對肺結核、支氣管哮喘、慢性支氣管炎、慢性活動性肝炎、慢性腎炎、腫瘤等症狀都有很好的療效。

但是，世間沒有包治百病的藥物，蛹蟲草有的主要作用是調節人體免疫力，提高人體抵抗疾病的能力，如果食用者存在下述情況，將會影響蛹蟲草的服用效果。

1. 每個人的消化吸收功能各不相同，有些人的脾臟功能不是很好，消化吸收能力較差。

2. 蛹蟲草性溫和，沒有西藥的見效快，服用之後，症狀不會在短時間內消失，通常需要連續服用一段時間，症狀才能有所緩解。

3. 蛹蟲草的療效是作用於人體的整個免疫系統，由於作用範圍廣，所以起效緩慢，需要累積，如果服用量不足，時間不長，就不會感覺有效果。

4. 服用量偏小，沒有達到血藥濃度，蛹蟲草的有效成分在人體內被肝臟或其他臟器吸收分解，並很快通過尿液或汗腺排出人體，從而影響了蛹蟲草的功效，其療效並不能在體表中體現出來。

成分	蛹蟲草	冬蟲夏草
蟲草素	20.78ug/10uL	0.6086ug/10uL
總糖	12.15 ± 0.21%	24.44 ± 0.34%
粗糖脂	3.14 ± 0.03%	10.56 ± 0.38%
總氮	11.38 ± 0.02%	4.55 ± 0.03%
粗蛋白	71.14 ± 0.13%	28.45 ± 0.02%
D－甘露醇	5.70%	6.49%
磷	12457ug/g	3671ug/g
鉀	19841 ug/g	3975 ug/g
鋅	127.6 ug/g	13.9 ug/g
硒	0.540 ug/g	0.340 ug/g
鐵	829 ug/g	3163 ug/g
VA	34.7%	31.5%
VB_1	13.0%	5.0%
VB_6	62.2%	9.0%
VB_{12}	70.3%	2.0%

附錄：蛹蟲草與冬蟲夏成分對比表

國家圖書館出版品預行編目資料

不可思議的冬蟲夏草 / 王全成著. -- 初版. --
新北市 : 養沛文化館, 2013.09
面 ; 公分. -- (SMART LIVING養身健康觀 ; 70)
ISBN 978-986-6247-80-4(平裝)

1.中藥材 2.食療
414.34 102017897

【SMART LIVING 養身健康觀】70

不可思議的冬蟲夏草

作　　者／王全成
發 行 人／詹慶和
總 編 輯／蔡麗玲
編　　輯／林昱彤・蔡毓玲・劉蕙寧・詹凱雲・黃璟安・陳姿伶
美術編輯／周盈汝・陳麗娜・李盈儀
出 版 者／養沛文化館
郵政劃撥帳號／18225950
戶名／雅書堂文化事業有限公司
地址／新北市板橋區板新路206號3樓
電子信箱／elegant.books@msa.hinet.net
電話／(02)8952-4078
傳真／(02)8952-4084

2013年9月初版一刷　定價 200 元

總經銷／朝日文化事業有限公司
進退貨地址／新北市中和區橋安街15巷1號7樓
電話／（02）2249-7714　傳真／（02）2249-8715
星馬地區總代理：諾文文化事業私人有限公司
新加坡／Novum Organum Publishing House (Pte) Ltd.
20 Old Toh Tuck Road, Singapore 597655.
TEL： 65-6462-6141　FAX：65-6469-4043
馬來西亞／Novum Organum Publishing House (M) Sdn. Bhd.
No. 8, Jalan 7/118B, Desa Tun Razak, 56000 Kuala Lumpur, Malaysia
TEL：603-9179-6333　FAX：603-9179-6060